KB039950

나는 당신이
오래오래 걸었으면
좋겠습니다

수천 명의 환자를 일으킨 재활치료사의 기적의 걷기수업

*Walk to be a hundred*

# 나는 당신이
# 오래오래 걸었으면
# 좋겠습니다

● 다나카 나오키 지음 | 송소정 옮김 ●

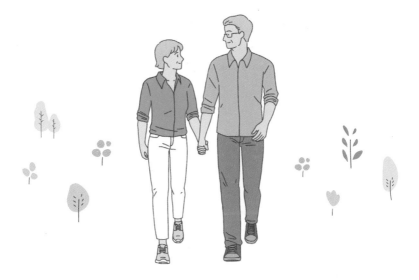

포레스트북스

# 걷지 못하면 살아도 사는 게 아니다

100년 전과 비교해보면, 아니 멀리 갈 것도 없이 부모님이 들려주신 어릴 적 얘기만 떠올려봐도 오늘날 우리는 엄청나게 편리한 세상에서 산다는 걸 알 수 있다. 수많은 가전제품이 필수품으로 자리 잡으면서 집안일은 물론 직장에서도 직접 몸을 쓰는 일이 많이 줄어들었다. 더욱이 자동차가 널리 보급되어 이동 범위가 상상도 못 할 만큼 확대된 반면, 내 발로 걷는 일은 현저히 적어졌다. 가만히 생각해보자. 하루 대부분을 앉아서 보내며, 서 있거나 걷는 시간이 거의 없지 않은가.

직립 보행, 즉 두 발로 걷는 것이 인간의 가장 큰 특징이라고 하지만 현대인은 그것이 얼마나 중요한지를 잘 모르는 듯하다. 그 결과 인간의 몸은 생각할 수 없을 정도로 약해졌다. 일상생활을 하면서 조금이라도 더 움직이거나 평소와 다른 활동을 한 날은 어김없이 몸이 무겁다고들 한다. 심지어는 허리와 무릎 등의 통증을 호소하며 곳곳에 파스를 붙이고 나타나기도 한다.

걷기는 인류가 진화 과정에서 얻어낸 놀라운 성과다. 원시시대의 선조들이 오늘날 우리 모습을 보면 뭐라고 할까? 아마도 같은 종족이라고는 전혀 생각하지 못할 것이다. 당시 인류가 하루에 얼마나 걸었는지는 알 수 없지만, 우리 부모님 세대만 해도 5~10킬로미터는 충분히 걸었다. 딱히 운동을 하기 위해서가 아니라 일상생활만으로 그렇다는 얘기다. 그에 비하면, 오늘날에는 100미터도 안 되는 거리의 슈퍼마켓에 가면서도 자동차를 이용하는 사람이 태반이니 안타까울 따름이다.

걷지 않고 건강하길 바라는 건 말이 안 된다. 걷기야말로 건강을 지키는 가장 확실한 길이다. 근력 부족 등으로 걷는다는 행위가 이미 어려워진 사람도 서기와 걷기에 필요한 근육을 튼튼히 단련하면 다시 걸을 수 있다. 대둔근(큰볼기근)과 내전근(모음근), 넙치근(가자미근) 등이 대표적이다. 요법 전문가로서 나는 재활치료 과정을 충실히 거치면서 근육을 단련해 다시 걷게 된 사람을 수없이 보아왔다.

누구나 수명이 다하는 날까지 자기 발로 걸어 다닐 수 있다. 이를 위해서는 일상생활에서 근육과 관절을 부지런히 움직여야 한다. 잘 걷기 위해 어떤 방법으로 어떻게 근육을 단련할지도 알고 있어야 한다. 그 방법을 안내하는 것이 이 책의 목적이다. 물론 건강에 자신이 있을 때 미리미리 준비하면 좋을 것이다. 하지만 등이나 무릎이 이미 굳기 시작했다 하더라도 낙심하긴 이르다. 나이에 따라 더 중요한 근육이 무엇인지 안다면 그 부위에 집중하면서 걷기 능력을 향상시킬 수 있다. 그럴 때 필요한 보조도구의 사용법도 자세히 소개할 터이니, 효과적으로 활용하여 건강을 유지하기 바란다.

　바야흐로 백세시대다. 하지만 중요한 것은 단순히 오래 사는 것이 아니라 건강하게 오래 사는 것이다. 100살까지 내 발로 걷고 싶다면 지금 당장 자리에서 일어나시라.

다나카 나오키

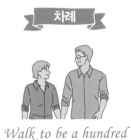

*Walk to be a hundred*

시작하며

걷지 못하면 살아도 사는 게 아니다 :: 005


## 제1장  지금 나에게 중요한 근육은 어떤 것일까

남성은 체중의 2분의 1이, 여성은 3분의 1이 근육이다 :: 015

근육은 속근과 지근으로 나뉜다

중년 이후에는 지근이 더 중요하다 :: 021

몸 안쪽 근육을 단련하자 :: 023

움직이지 않으면 몸이 구부정해진다 :: 025

나이가 들면서 근력이 떨어지는 이유 :: 029

근육은 자주 써야 오래간다 :: 032

나이에 맞는 트레이닝하기 :: 035

## 제2장 매일 5분, 근력 향상 트레이닝

**근력 트레이닝의 효과를 2배로 높이는 방법** :: 041

노화와 비만을 방지할 수 있다 :: 천천히 해야 효과가 크다 :: 목표로 하는 근육에 의식을 집중한다 :: 트레이닝 전후에 스트레칭을 한다 :: 통증이 생기면 강도나 횟수를 조절한다 :: 근육에 따라 트레이닝을 달리한다

**30~60대의 근력 향상 트레이닝** :: 047

트레이닝 전후 스트레칭 :: 대둔근 트레이닝 :: 대흉근 트레이닝 :: 넙치근 트레이닝

**70대 이상의 근력 향상 트레이닝** :: 056

트레이닝 전후 스트레칭 :: 햄스트링 트레이닝 :: 장요근 트레이닝


## 제3장 근육별 근력 회복 트레이닝

**약해진 부위를 집중적으로 관리하자** :: 067

**복근** :: 069

복근이 약해지는 이유 :: 복근이 약해지면 나타나는 증상 :: 복근 회복 트레이닝 :: 하루 15분 엎드려 있기

**배근** :: 075

배근이 약해지는 이유 :: 배근이 약해지면 나타나는 증상 :: 배근 회복 트레이닝

**둔근** :: 080

둔근이 약해지는 이유 :: 둔근이 약해지면 나타나는 증상 :: 둔근 회복 트레이닝 :: 계단 오르기와 한 발로 서기

**하지근** :: 087

하지근이 약해지는 이유 :: 하지근이 약해지면 나타나는 증상 :: 하지근 회복 트레이닝

**흉근** :: 097

흉근이 약해지는 이유 :: 흉근이 약해지면 나타나는 증상 :: 흉근 회복 트레이닝

**견완부 근육** :: 102

견완부 근육이 약해지는 이유 :: 견완부 근육이 약해지면 나타나는 증상 :: 견완부 근육 회복 트레이닝


## 제4장 요통과 무릎통증이 사라지는 트레이닝

**허리가 무너지면 몸 전체가 무너진다** :: 113

몸이 편해지면 요통이 온다 :: 근근막성 요통과 자세성 요통 :: 허리를 지탱하는 근력 저하가 원인이다 :: 만성 요통을 예방하는 근력 트레이닝 :: 다른 질환과 관련된 요통 :: 허리에 부담을 덜어주는 자세

**무릎을 쭉 펴야 건강하다** :: 130

중년 여성에게 자주 나타나는 무릎통증 :: 왜 유독 무릎이 자주 아플까 :: 만성 무릎통증을 예방하는 근력 트레이닝 :: 무릎이 아프다고 모두 통풍은 아니다 :: 구부리지 말고 되도록 펴자

**평생 운동하려면 근육을 만들어라** :: 145

운동 후 통증을 느끼기 쉬운 부위 :: 통증이 완전히 없어질 때까지 기다리자

# 제5장 자세와 걷는 법을 교정하여 근육 만들기

**자세 교정으로 근육 만들기** :: 155

발바닥의 아치가 깊을수록 좋다 :: 엉덩이에 힘을 주고 서기 :: 나쁜 자세는 한시라도 빨리 교정하자 :: 의자에 오래 앉아 있어도 피로해지지 않는 자세

**올바른 걷기 자세로 근육 만들기** :: 167

조금만 걸어도 피곤한 이유 :: 왜 나이가 들수록 걷는 게 힘들까 :: 지치지 않고 오래 걷는 방법 :: 중년 이후에 생기는 잘못된 걷기법 :: 구부정한 상체를 세우는 뒤로 걷기 :: 하루에 1만 보를 걸어야 할까 :: 어린이들에게 급증하는 발가락 변형 :: 지팡이는 세 번째 발이다 :: 발이 편한 신발 고르는 법 :: 굽이 높다고 모두 나쁜 신발은 아니다 :: 다양한 깔창을 활용하자

*Walk to be a hundred*

제1장

# 지금 나에게
# 중요한 근육은
# 어떤 것일까

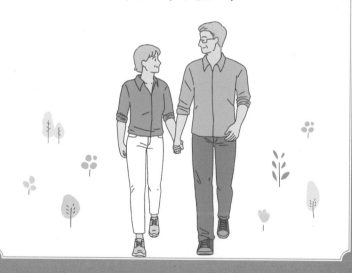

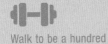
Walk to be a hundred

근육을 어떻게 단련할 것인가를 논하려면 근육을 제대로 이해하는 데서 출발해야 한다. 그래야 자신의 나이와 체력에 맞는 트레이닝 계획을 세울 수 있다. 우리 몸에는 어떤 근육들이 있으며, 각각 어떤 일을 할까? 그리고 중년이나 노년 시기에는 어떻게 바뀔까?

# 남성은 체중의 2분의 1이,
# 여성은 3분의 1이 근육이다

눈을 깜빡이거나 손가락을 구부리는 등 아무리 사소한 것이라도 우리 몸의 움직임은 모두 근육이 작용하기에 이뤄진다. 다시 말해, 근육이 없거나 있어도 제 역할을 하지 못한다면 그와 연관된 동작을 할 수 없다는 뜻이다. 그런데 과연 자기 몸에 있는 근육의 성질을 제대로 아는 사람이 얼마나 될까? 전신에 있는 모든 근육의 이름을 알지는 못하더라도, 기본적인 움직임과 관련된 근육에 대해서는 알아두는 것이 좋다. 관심을 기울이고 신경 쓸수록 더 힘 있는 근육을 가질 수 있기 때문이다.

우리 몸의 근육은 크게 다음의 세 가지로 나뉜다.

- 내장을 움직이는 내장근
- 심장을 형성하고 있으며 수축 운동을 통해 심장을 펌프처럼 움직이는 심근(심장근)
- 관절을 움직이는 골격근

근육 중에는 자신의 의지로 움직일 수 없는 근육이 있다. 위 세 가지 중 내장근과 심근이 그에 속하는데, 이들 근육은 자율신경과

호르몬이 제어하기 때문에 의식적으로 움직이려 해도 움직일 수 없다. 이동하거나 자세를 잡기 위해서 우리 의사대로 동작을 취해 자유롭게 조절할 수 있는 근육은 골격근뿐이다. 그래서 일반적으로 '근육'이나 '근력'이라 할 때는 내장근과 심근은 포함되지 않으며, 자유롭게 조절할 수 있는 골격근만을 가리킨다.

우리 몸 전체에는 골격근이라 불리는 근육이 약 400개가 있다고 한다. 워낙 많기 때문에 모든 근육에 이름이 붙어 있는 것은 아니지만, 중요한 근육에는 고유의 이름이 있다. 예를 들어 팔근육은 '상완이두근(위팔두갈래근)', 가슴근육은 '대흉근(큰가슴근)'이라고 부른다.

전체 근육이 400개나 되기 때문에 체중에서 차지하는 비율도 당연히 높다. 남성은 체중의 약 2분의 1이 근육이고, 여성은 체중의 약 3분의 1이 근육이라고 한다. 단순히 계산해보면 체중이 80킬로그램인 남성은 40킬로그램 정도가 근육이며, 60킬로그램인 여성은 20킬로그램 정도가 근육인 셈이다. 참고로, 뼈의 무게는 체중의 약 5분의 1이라고 한다.

체중에서 차지하는 근육의 비율이 여성보다 남성이 높지만, 이는 남성의 근육 수가 400개이고 여성은 300개라는 얘기가 아니다. 남성이든 여성이든 근육의 수는 같으며, 굵기가 다를 뿐이다. 남성의 근육은 여성의 근육보다 두껍다. 이는 남성호르몬의 작용에 따른 것으로, 남성호르몬이 만들어내는 테스토스테론이 체내

단백질을 근육으로 변화시키는 '단백질 동화 작용'을 하기 때문이다. 남성의 몸에서는 남성호르몬으로 만드는 굵은 근육이 몸의 표면에 자리 잡고 그 속에 지방이 만들어진다. 남성호르몬의 작용이 활발할 때 근육이 만들어지기 때문에 '근육질' 하면 남성적이라는 이미지가 생겨났다.

한편 여성은 여성호르몬인 난포호르몬이 지방을 만들기 때문에 근육보다는 지방이 늘어나기 쉽다. 따라서 여성의 몸에는 표면에 지방이 자리 잡고 근육은 지방보다 안쪽에 붙는다.

여성 중에도 간혹 남성처럼 울퉁불퉁한 근육을 가진 사람이 있다. 여성이라 하더라도 투포환 선수나 보디빌더처럼 근육을 특수하게 단련하면 남성을 능가하는 근육이 붙는다. 하지만 엄밀히 말해, 여성의 근육이 남성의 근육과 같은 수준으로 굵어지지는 않는다. 근육을 단련한 결과 지금까지 붙어 있던 지방이 떨어지고, 지방 밑에 숨어 있던 근육이 표면으로 나온 것뿐이다.

이 같은 남녀 차가 있기에 근력 트레이닝을 시작하면 남성은 근육이 울퉁불퉁하게 더 부풀어 오르고, 여성은 먼저 여분의 지방이 빠지면서 근육이 형성된다. 그래서 여성이 근육 트레이닝을 시작하면 부분적으로 살이 빠지거나 체중이 줄어들어 몸에 탄력이 생긴다. 여성들에게 다이어트를 하려면 근육 트레이닝에 집중해야 한다고 말하는 이유가 이것이다.

## 근육은 속근과 지근으로 나뉜다

근육은 어떤 형태로 되어 있을까? 근육은 존재하는 장소에 따라 모양과 길이가 다르다. 모양에 따라 방추근紡錘筋, 방사상근放射狀筋, 익상근翼狀筋 등으로 나뉜다. 즉, 방추(송곳) 모양이면 방추근, 거미줄처럼 뻗어 나갔으면 방사상근, 날개 모양이면 익상근이다. 우리 몸에는 비교적 짧은 근육인 방추근이 가장 많다. 또 근육이 몇 개의 뿌리에서 시작되느냐에 따라 두갈래근, 세갈래근, 네갈래근 등으로도 이야기한다.

근육은 특성에 따라 몇 가지 원칙을 가지고 있다. 그중 하나가 '근육이 가지는 힘은 근육 두께에 비례한다'라는 것이다. 근육은 길이가 짧아도 단면적이 넓은 것이 강하고 유연하다. 예를 들어 방추근은 짧아도 단면적이 넓기에 강하면서도 유연성이 있다. 그만큼 인간이 활동하는 데 유리하기 때문에 필연적으로 몸 곳곳에 존재한다.

그런데 최근에는 근육을 이와 같은 형태로 분류하는 일이 거의 없다. 몸의 움직임으로 근육을 파악하는 방법이 주류가 되면서 형태보다는 특징이 더 중요해졌기 때문이다. 현재는 근육을 지구력과 순발력이라는 두 가지 특징에 따라 분류한다. 즉 순발력이 있는 근육을 '속근速筋'이라 하고, 지구력이 있는 근육을 '지근遲筋'이라 한다.

근육에 염색을 하여 현미경으로 관찰해보면, 흰색과 빨간색 두

〈속근과 지근〉

|  | 속근 | 지근 |
|---|---|---|
| 근섬유의 크기 | 크다. | 작다. |
| 수축 정도 | 빨리 수축한다. | 천천히 수축한다. |
| 장소 | 몸 표면 가까이에 많다. | 몸 안쪽에 많다. |
| 특징 | 순발력이 뛰어나다. | 지구력이 뛰어나다. |
| 피로도 | 쉽게 피곤해진다. | 쉽게 피곤해지지 않는다. |
| 부상 | 부상당하기 쉽다. | 부상당하기 어렵다. |
| 울퉁불퉁한 근육 | 만들기 쉽다. | 만들기 어렵다. |

가지를 볼 수 있다. 하얗게 염색되는 쪽이 속근이고, 빨갛게 염색되는 쪽이 지근이다. 그래서 속근을 '백색근白色筋', 지근을 '적색근赤色筋'이라고도 한다.

속근과 지근은 순발력과 지구력, 크기, 움직임 등 모든 것이 대조적이다. 속근은 매우 빨리 수축하는 순발력이 있지만, 두껍고 크기 때문에 쉽게 지친다. 또 내부에 당질을 포함하고 있어 산소가 공급되지 않아도 당질을 분해하여 수축하는 등근육 반사 운동을 할 수 있다. 그래서 젖산이 쌓이기 쉬워 빨리 피곤해지며, 근육통을 일으키기 쉽다.

운동을 오랜만에 하거나 과도하게 한 다음 날 근육통이 생겼던 경험이 한 번쯤은 있을 것이다. 그처럼 근육통을 일으키는 것이 대부분 속근이다. 속근은 운동을 통해 발달하며 커지기도 한다.

반대로 지근은 천천히 수축하는 작은 근육이다. 그래서 쉽게 근육통이 생기거나 피곤해지지 않는다. 그렇다고 지근에 순발력이 전혀 없는 것은 아니다. 속근에 비해 좀 떨어질 뿐이다. 앉기, 서기, 걷기와 같은 일상생활 동작에서는 속근보다 지근이 중심이 된다. 일상적인 동작으로 금세 지치는 일이 없는 것도 이 때문이다. 반대로 말하면, 속근처럼 쉽게 지치는 근육은 인간의 활동에 별로 도움이 되지 않는다는 얘기이기도 하다.

그 외에도 지근은 크기가 작기 때문에 이를 보충하려고 근육을 구성하는 한 줄 한 줄의 근섬유가 특수한 모양을 하고 있다. 또 속근보다 많은 근섬유를 가지고 있어서 유연성이 뛰어나다. 그래서 지근을 주로 사용하는 트레이닝이나 스포츠에서는 부상도 그다지 자주 발생하지 않는다.

이런 점으로 보면, 순발력 이외에는 속근보다 지근이 더 많은 이점을 가지고 있어 우리 생활에 적합한 근육이라는 사실을 알 수 있다. 당신이 지금까지 단련해온 근육은 지근일까, 속근일까? 이 책을 통해 찬찬히 살펴보고, 지근을 단련하는 트레이닝에 더 집중하자.

## 중년 이후에는 지근이 더 중요하다

프로 스포츠의 세계에서도 지근에 중점을 두고 트레이닝하는 선수가 늘고 있다. 그중 한 명이 메이저 리거인 스즈키 이치로 鈴木一朗 다. 그가 야구 선수로서 눈부신 활약을 한 배경에는 옛 무술을 응용한 지근 트레이닝이 있다고 한다. 그는 의식적으로 지근을 트레이닝하여 남들보다 뛰어난 신체 능력과 균형 감각을 키웠다. 일본인으로서 왜소한 체격임에도 몸집 큰 서양인들 사이에서 부상 없이 활약하는 데 지근 트레이닝이 큰 역할을 했다.

스포츠와 지근의 관계에서 단연 눈에 띄는 종목이 스모다. 전통적으로 스모 선수들이 연습을 할 때는 시코四股(다리를 높이 들어 올렸다가 내려놓는 준비 운동-옮긴이)와 뎃포鐵砲(팔로 상대의 가슴을 밀어내는 것-옮긴이)가 기본이었다. 그중에서도 기둥을 향해 천천히 미는 운동인 뎃포는 지근을 단련하는 운동이다.

그런데 아쉽게도, 최근에는 각 스모팀에서 전용 트레이닝 룸을 마련하여 전통적인 기본기보다 트레이닝 머신을 이용하는 연습을 많이 한다고 한다. 그러다 보니 요즘 스모 선수들은 지근보다 속근이 더 단련되었고, 최근의 스모 시합도 지구력보다는 순발력을 위주로 하고 있다. 샅바를 꽉 맞잡은 채 긴장감 넘치는 순간을 선

사하던 스모, 이제 그런 경기를 좀처럼 볼 수 없게 돼 아쉽다.

또 예전에 비해 스모 선수들이 부상을 입어 시합에 나가지 못하는 일도 많아졌다. 이학요법사인 나는 이 역시 선수들이 지근 단련을 소홀히 한 것과 관계가 있지 않을까 생각한다. 다시 한번 강조하지만, 빠르고 강하게 수축하며 유연성이 떨어지는 속근을 중심으로 단련하면 부상을 입기 쉬워진다.

스모 선수들의 예를 중·노년층에도 적용할 수 있다. 중·노년층도 속근이 아닌 지근을 중심으로 움직여야 한다. 그런데 안타깝게도, 중년이 되어 스포츠센터에서 근력 트레이닝을 시작한 사람들이 무릎을 다치거나 허리가 나빠지는 등의 부상을 자주 당한다. 이는 머신을 이용한 트레이닝을 통해 속근만을 집중적으로 단련한 결과다.

속근이 아닌 지근을 중심으로 움직이면 걷기와 서기를 포함하여 일상적인 움직임을 매끄럽게 할 수 있다. 결과적으로 이는 오랫동안 현역으로 뛰는 데에도 매우 유리하다. 게다가 지근을 단련하면 지방이 쉽게 연소된다는 장점을 누릴 수 있다. 지근 중심 트레이닝이야말로 중년 이후 건강을 유지하고 비만을 예방하는 최고의 방법이라 할 수 있다.

# 몸 안쪽 근육을 단련하자

근육을 속근과 지근으로 분류한다고 해서 근육이 속근만으로 또는 지근만으로 이루어졌다는 뜻은 아니다. 근육을 구성하는 세포의 근섬유가 속근이냐 지근이냐 하는 의미이므로 오해가 없기를 바란다.

근육은 대체로 근섬유<sup>筋纖維</sup>라는 세포 몇 개가 모여 이루어진다. 이들을 근주막<sup>筋周膜</sup>이 싸서 작은 다발을 만들고, 그 작은 다발을 근상막<sup>筋上膜</sup>이 싸서 큰 다발을 만든다. 그리고 힘줄(건)이 이 큰 다

〈근육의 구성〉

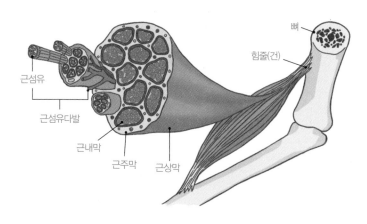

발과 뼈를 연결한다.

근섬유는 근육을 구성하는 단위이며, 섬유처럼 가늘고 긴 모양의 세포다. 이 근섬유 하나가 속근 또는 지근이다. 그러므로 팔에 있는 근육이 전부 속근만으로 구성되거나, 엉덩이에 있는 근육이 모두 지근만으로 구성되거나 하지는 않는다. 흰색 지방이 골고루 잘 퍼져 있는 꽃등심처럼, 하나의 근육에 속근과 지근이 잘 섞여 있다고 생각하면 된다.

다만 속근이 주가 되는 근육, 지근이 주가 되는 근육이 있다는 얘기다. 등과 다리에는 지근이 많으며 배와 팔에는 속근이 많다. 또한 피부 가까이 있는 근육들은 속근의 비율이 높고, 몸의 안쪽에 있는 근육들은 지근의 비율이 높다.

중·노년 이후에는 지근을 중심으로 단련해야 한다. 즉, 피부 쪽에 있는 근육이 아니라 몸 안쪽에 있는 근육을 움직여야 한다. 보디빌더처럼 근육이 울뚝불뚝한 몸을 원하는 것이 아니므로 굳이 무리하게 근육을 만들 필요는 없다.

## 움직이지 않으면 몸이 구부정해진다

근육에는 구부리거나 수축하거나 힘을 모으는 등 몇 가지 기능이 있다. 여기서 기본이 되는 원칙은, 근육은 수축할 수는 있어도 처음부터 이완할 수는 없다는 것이다.

그런데 가만 생각해보면 근육이 이완된 상태로 있는 시간이 훨씬 많다고 여겨질 것이다. 일테면 몸을 웅크리고 있는 것보다 편안히 늘어뜨리고 있는 시간이 더 많으니 말이다. 하지만 실제로 그럴까? 몸을 끊임없이 움직여주지 않으면 이완 능력이 저하되어 점차 구부정해진다. 이를 근육 움직임의 메커니즘을 통해 살펴보자.

〈근육 움직임의 메커니즘〉

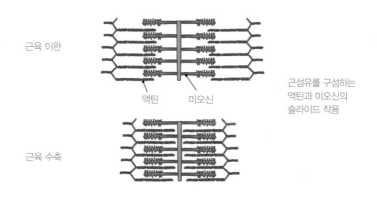

근육 이완

액틴  미오신

근섬유를 구성하는
액틴과 미오신의
슬라이드 작용

근육 수축

앞에서 설명했듯이 근육은 근섬유라는 세포 다발로 구성된다. 이 근섬유는 근원섬유筋原纖維로 만들어지며, 근원섬유는 액틴actin과 미오신myosin이라는 마이크로 단백질의 근필라멘트myofilaments로 구성되어 있다. 이 2개의 액틴과 미오신이 근육 수축 운동을 일으킨다.

① 뇌의 대뇌피질 운동영역運動領域이 몸을 움직이게 하는 자극을 받아 흥분하면, 그 흥분이 수축 명령이 되어 근육에 전달된다.
② 수축 명령이 전달되면, 근원섬유를 둘러싸고 있는 근소포체筋小胞體라는 조직에서 칼슘이 방출된다.
③ 이 칼슘이 근원섬유의 액틴과 미오신에 뿌려지면, 그 순간 양쪽이 공중그네를 타는 한 쌍처럼 손을 잡는다.
④ 그 후 액틴이 미오신 밑으로 미끄러져 들어가는 슬라이드 작용을 통해 근육이 수축한다.

액틴과 미오신의 이런 슬라이드 작용은 매 순간 일어난다. 손끝만 움직이는 작은 동작, 발로 공을 찰 때의 빠른 동작, 무거운 것을 들거나 밀어 힘을 쓰는 동작 등 움직임의 크기와 상관없이 우리의 모든 신체 동작에서는 액틴과 미오신의 슬라이드 작용이 일어난다.

슬라이드 작용을 통해 수축된 근육은 운동신경의 다음 명령이 없으면 원래 위치로 바로 돌아간다. 이때 우리는 근육이 늘어난다고 느낀다. 하지만 실제로는 늘어난 것이 아니라 수축했던 것이 원래 위치로 돌아갈 뿐이다. 즉, 근육 스스로는 줄어들지도 늘어나지도 않는다.

한편, 근육은 정반대로 움직이는 2개가 쌍으로 구성된다. 동작을 하는 근육이 '주동근主動筋'이고, 그와 반대로 움직이는 근육이 '길항근拮抗筋'(하나의 관절을 중심으로 움직임이 반대인 근육 짝-옮긴이)이다. 이들의 상호 관계에 따라 근육은 수축된 채로 있지 않고 이완과 수축을 반복한다. 이 관계를 알기 쉽게 보여주는 곳이 배와 등의 근육이다. 예컨대 몸을 앞으로 구부릴 때는 복근(배근육)이 주동근이 되고, 배근(등근육)이 길항근이 된다. 몸을 뒤로 젖힐 때는 배근이 주동근이 되고 복근이 길항근이 된다. 한쪽 근육이 수축할 때는 나머지 근육이 늘어나고, 그 반대도 마찬가지다.

몸을 적당히 움직이고 있다면 해당 근육이 이완과 수축을 반복하므로 문제가 없다. 그러나 운동 부족으로 근육을 움직이지 않는 상태가 오랫동안 계속된다면 어떻게 될까?

근육에는 강한 점성이 있기 때문에 근육 안에 있는 세포인 근섬유가 서로 붙어버린다. 그러면 근육이 원래의 자리로 돌아가기가 어려워진다. 즉 이완 작용이 더뎌진다. 그래서 운동량이 부족한 사람은 몸이 굳는 것이다. 걷지 않으면 다리근육이 약해지는 이유가 이 때문이다.

더구나 몸을 움직이지 않아 근육이 수축된 채로 있으면, 젖산

등의 피로물질이 쌓이게 된다. 그러면 신선한 산소와 포도당이 원활히 전달되지 못하기 때문에 쉽게 피로를 느끼게 된다. 퇴직 후 한동안 집에서 쉬던 사람이 다시 일을 시작하고는 힘들어하는 모습을 본 적이 있을 것이다. 움직임이 적어 근육이 뻣뻣해졌다는 뜻이다.

또한 인간에게는 위험한 상황에 처하면 몸을 수축시키는 '도피반사'라는 것도 있다. 몸을 빨리 수축시킬 수 있도록 안쪽 근육의 강도가 강해지는 것을 말한다. 그러다 보니 나이가 들면서 근육이 '석쇠 위의 오징어처럼' 안쪽으로 굽어지는 경향을 보인다. 이 때문에 중·노년이 되면 등이 굽기 시작하며, 고령자들은 몸이 앞으로 굽는 자세가 된다.

몸을 움직이지 않으면 전신 근육이 수축되어, 결과적으로 세월과 함께 근력 저하가 진행된다.

# 나이가 들면서 근력이 떨어지는 이유

공원이나 피트니스센터에 가면 열심히 운동하는 젊은이들을 볼 수 있다. 친구들과 어울려 술을 마시거나 영화를 보는 대신 운동을 하기로 마음먹은 대견한 젊은이들이다. 그런데 지금 애써 만들어놓은 근육이 중·노년이 되었을 때도 그대로 유지될까? 평생 운동을 꾸준히 한다면 모를까, 일에 치이거나 점차 게을러지거나 해서 어느 때부턴가 운동을 그만둔다면 근육은 유지되지 않는다.

실제로 나이 드신 분들 중에 젊어서 운동광이었던 사람도 적지 않을 것이다. 이들은 흔히 "나이가 나이인지라 근력이 부쩍 떨어졌어" 하는 식으로 말하곤 한다. 그런데 근력이 떨어진 것은 나이가 들어서 근육의 수가 줄었기 때문이 아니다. 근육의 구성단위인 근섬유는 태어나서 죽을 때까지 숫자가 크게 변하지 않는다. 이 또한 근육의 중요한 특징이다.

나이가 들면서 나타나는 대표적인 신체 현상은 병에 대한 저항력이 떨어진다는 것이다. 백혈구 속에 있는 면역세포의 수가 스물다섯 살을 정점으로 점차 줄어들기 때문이다. 또한 나이를 먹으면 뇌세포 수가 줄어들기 때문에 건망증이 생기기 쉽고, 머리카락과 치아 수도 줄어든다. 이처럼 대부분 세포는 나이가 들수록 숫자가 줄어든다. 그러나 근육은 면역세포나 뇌세포와 달리 숫자에서 나이의 영향을 적게 받는다.

나이를 먹으면 근력이 눈에 띄게 떨어지는 것은, 한마디로 일상적인 활동량(운동량)이 줄어들어 근섬유가 가늘어지기 때문이다. 앞서도 설명했지만, 근육이 가지는 힘은 두께에 비례한다. 움직이지 않아서 근섬유가 가늘어졌고, 그 때문에 근육이 약해졌으며, 그 결과 근력이 떨어진 것이다. 근력은 아무것도 하지 않으면 당연히 약해진다.

중요한 것은 나이가 아니라 근력을 얼마나 자주 사용하느냐 하는 것이다. 자주 사용하는 근육은 근섬유가 두꺼워져 힘이 강해지고, 사용하지 않는 근육은 근섬유가 가늘어져 힘이 떨어진다. 극단적인 예로, 며칠 동안 몸져누우면 근력이 하루에 5퍼센트씩 저하된다고 한다.

그런데 여기서 한 가지 의문이 생긴다. 체조를 시작하면 팔이 가늘어지고 복근 트레이닝을 하면 배가 날씬해진다. 근력 트레이닝의 이 같은 몸매 회복 효과는 어떻게 생각하면 좋을까? 근육을 사용하면 근섬유가 두꺼워지는 것이 원칙이라고 할 때, 근력 트레이닝을 하면 팔이나 배도 점점 굵어져야 옳지 않은가?

이는 움직이는 정도와 관련이 있다. 예컨대 팔은 어느 정도의 저항을 사용해서 운동하면 탄력이 살아나고 가늘어지며, 저항의 정도가 한도를 크게 넘으면 두꺼워진다. 적당한 수준일 때는 근육

주변에 붙어 있던 지방조직이 없어져 날씬해지며, 강도가 세지면 근육이 두꺼워지므로 팔도 두꺼워진다.

별도의 운동을 하지 않고 일상적인 수준에서만 근육을 사용한다면 또 다른 현상이 나타난다. 우선 극단적으로 사용하지 않으면, 점점 마르고 가늘어진다. 예를 들어, 거동이 불편한 상태로 오래 입원한 환자의 팔다리를 생각해보면 된다. 그리고 극단적인 정도는 아니지만 별로 사용하지 않으면, 지방이 쌓여 점차 굵어진다.

"지금은 이렇지만 젊을 때는 나도 펄펄 날았어!"라고 입버릇처럼 말하는 사람들도 있다. 지금은 무릎이 아파서 몇 걸음만 걸어도 신음이 절로 나오지만, 젊었을 때는 육상 선수로 뛰기도 했다는 것이다. 확실히 나이를 먹으면 민첩성이 떨어진다. 그러나 달리지 못하게 된 것이 민첩성 탓만은 아니다. 이 역시 잘 움직이지 않아 근육이 가늘어지고 굳어졌기 때문이다.

젊었을 때 얼마나 운동신경이 좋았든 또는 근력 트레이닝을 얼마나 열심히 했든, 지금 근육을 사용하지 않는다면 근력은 당연히 떨어진다. 올림픽에 나가 금메달을 딴 마라톤 선수라도 마찬가지다.

한마디로, 근력은 저축이 되지 않는다. 오히려 젊었을 때 체력만 믿고 운동을 등한시한 사람들은 체형이 망가지고 체력이 떨어지기 쉽다. 나이가 들어서도 왕성하게 활동하는 사람들은 근육을 계속 움직여온 사람들이다.

# 근육은 자주 써야 오래간다

일본 문부과학성이 나이별 체력 테스트를 한 적이 있는데, 그 결과를 보면 나이가 듦에 따라 순발력은 저하되었지만 악력은 그다지 떨어지지 않았다. 그 이유는 나이가 들어도 손은 계속해서 사용하기 때문이다.

알다시피 악력은 쥐는 힘을 말한다. 아침에 일어나서 잠자리에 들 때까지 우리는 손을 끊임없이 사용한다. 옷을 입거나 밥을 먹는 등의 일상적인 활동은 물론 일을 할 때도 대개는 손을 사용해서 한다. 이는 자주 사용하는 근육일수록 근력 저하가 적다는 사실을 뒷받침한다. 또한 근육을 만들기 위해서는 비싼 기구나 특별한 장소가 필요한 것이 아니라는 사실도 보여준다. 일상생활에서 간단히 할 수 있는 동작만으로도 충분히 트레이닝이 된다는 얘기다.

악력 이외에 햄스트링hamstring 역시 나이가 별다른 영향을 끼치지 않는 근육으로 주목받고 있다. 햄스트링은 허벅지 뒤쪽에 있으며 대퇴이두근大腿二頭筋(넙다리두갈래근), 반건상근半腱狀筋, 반막상근半膜狀筋이라는 세 가지 근육으로 이뤄져 있다.

세계 최고령 여자 쌍둥이로 기네스북에도 오른 나리타 킨 할머니 얘기를 해보려 한다. 나리타 킨 할머니는 킨 자매 중 언니로,

2000년 107세를 일기로 세상을 떴다. 그녀가 생전에 백내장 수술을 받고 퇴원한 후, 약해진 다리근육을 키우기 위해 트레이닝을 한 일이 있다. 바로 햄스트링 단련이었다. 트레이닝 방법이 별스럽거나 어려운 것도 아니었다. 먼저 엎드린 상태로 배 밑에 쿠션을 넣는다. 그런 다음 다리에 15킬로그램짜리 추를 매달고, 무릎을 굽혀 천천히 들어 올린다. 킨 할머니는 이 트레이닝을 시작하고 나서 보행 능력이 몰라볼 정도로 향상되었다고 한다.

햄스트링이 어째서 나이에 영향을 받지 않는가에 대한 비밀은 고령자 특유의 걸음걸이에서 찾아볼 수 있다. 주변에 있는 85세 이상 초고령 어르신들의 걸음걸이를 떠올려보자. 고령자들은 무릎과 고관절이 휘어진 상태로 걷는 경우가 많다. 이런 걸음걸이는 젊은 사람들의 걸음걸이와 사뭇 다르다. 젊은이들은 뒤에 있는 다리로 몸을 앞으로 내밀면서 걷는 데 비해, 고령자들은 앞으로 내민 다리를 축으로 몸을 끌어당기듯 걷는다. 이 걸음걸이는 원래 보행에 필요한 다리근육은 저하시키지만, 햄스트링은 저하시키기 어렵다.

킨 할머니는 이 햄스트링을 단련함으로써 무릎과 고관절이 휜 상태인 '고령자의 걸음걸이'로 계속 걸을 수 있었다. 트레이닝을 통해 보행 능력이 향상되어 100살이 되었을 때도 자기 발로 걸었다.

킨 할머니의 예는 고령자만이 아니라 모든 세대에 적용할 수 있다. 사람마다 근육은 자신의 나이에 맞는 활동을 하도록 붙어 있으므로, 자신의 근육에 필요한 동작이 무엇인가를 이해해야 한다. 그리고 근력 트레이닝 등을 통해 필요한 동작을 의식적으로 단련해나간다면, 오래도록 근력을 유지하며 건강하게 생활할 수 있다.

## 나이에 맞는 트레이닝하기

나이에 따라 근력을 키우는 방법이 다르므로, 나이와 상관없는 일반적인 근력 트레이닝은 그다지 효과적이지 않다. 심지어는 역효과를 가져올 수 있으니 주의해야 한다.

예를 들어 대퇴사두근大腿四頭筋(넙다리네갈래근)을 보자. 대퇴사두근은 허벅지 앞쪽에 있는 근육으로, 4개의 근육이 무릎의 쟁반 같은 뼈에 붙어 있다. 보통은 남녀노소를 불문하고 꼭 단련해야 한다고 알려진 근육이다. 그런데 대퇴사두근을 어떻게 단련해야 하는가는 나이에 따라 다르다.

특히 중·노년 이후에는 대퇴사두근의 안쪽 근육인 내측광근內側廣筋이 말라서 힘이 약해지므로 다리 안쪽을 단련해야 한다. 다리 안쪽 근육이 약해지면 무릎관절이 불안정해져 무릎통증을 일으키기 때문이다. 걸을 때마다 무릎이 아프다면 누구라도 걷기를 꺼리게 될 것이다. 그러면 보행 능력이 점차 떨어지고, 이는 다시 근력 약화를 가져오는 악순환이 일어난다.

대퇴사두근 중에서 바깥쪽에 있는 외측광근外側廣筋은 나이와 무관하게 잘 유지되므로 다리 바깥쪽을 단련할 필요는 없다. 오히려 중·노년층이 대퇴사두근의 바깥쪽 근육을 지나치게 단련하면 무릎통증이 생길 수도 있다.

내가 담당했던 58세 여성 환자의 사례를 소개하겠다.

이 환자는 중·노년 국제 스포츠 대회에서 활약하는 선수로, 발차기를 개선하기 위해 몇 가지 트레이닝을 병행했다. 그중 하나가 4킬로그램짜리 추를 달고 무릎을 늘여 다리 힘을 향상시키는 것이었다. 이는 대퇴사두근 중 외측광근을 집중적으로 단련하는 트레이닝이다.

그런데 기대했던 바와 달리, 결국 무릎에 물이 차서 무릎통증으로 고생하게 되었다. 주치의가 있는 정형외과에서 아홉 번 정도 물을 뺐지만 증세가 개선되지 않아 우리 병원을 찾아왔다. 젊었을 때도 똑같은 트레이닝을 했지만, 그때는 무릎통증이 전혀 없었다고 했다. 그러나 58세의 근육에는 외측광근을 위한 트레이닝이 적당하지 않았고, 결과적으로 무릎통증이 생긴 것이다.

우리 병원에서는 치료를 위해 발끝으로 서서 걷는 보행 트레이닝과 허벅지 안쪽에 방석을 끼우고 일어서는 내전근 트레이닝(92페이지)을 하게 했다. 이를 통해 2주 후에는 무릎통증이 사라졌으며, 더는 물도 차지 않게 되었다.

이후 그 여성은 수영 선수로 복귀했고 무릎통증도 재발하지 않았다. 치료를 통해 중·노년층이 단련해야 하는 다리 안쪽 근육을 강화한 덕이다. 그리고 중요한 또 한 가지, 나이를 무시한 근력 트레이닝을 중단한 덕이기도 하다.

중·노년에는 근력 저하를 나이 탓으로 돌리지 말고 그에 맞는 근력 트레이닝을 해야 한다. 이미 근력 트레이닝을 시작한 사람은 근육에 맞는 트레이닝을 하고 있는가 어떤가를 다시 한번 살펴보길 권한다.

## 중년 이후 근육을 단련할 때의 주의사항

- 중년 이후엔 앉고, 서고, 걷는 동작과 관련된 지근을 중심으로 단련한다.
- 몸을 움직이지 않으면 근육이 점점 움츠러들어 근력 약화의 원인이 된다는 사실을 명심한다. 평소에 자주 사용하는 근육은 노화가 느리게 진행된다.
- 젊었을 때 근육을 열심히 키웠더라도 꾸준히 운동하지 않으면 사라지고 만다.
- 자신의 근육 나이에 맞는 근력 트레이닝을 한다.

*Walk to be a hundred*

제2장

# 매일 5분
# 근력 향상
# 트레이닝

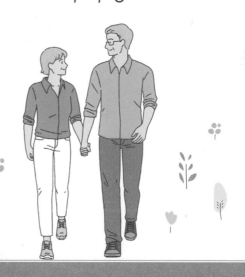

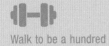

중년이 되면 이전에 비해 체력과 운동 기능이 떨어진다는 점을 스스로도 느끼게 된다. 그러므로 이 시기에는 근력을 키우는 일이 무엇보다 중요하다. 이번 장에서는 30~60대와 70대 이상으로 나누어 각각 어울리는 근력 향상 트레이닝 방법을 소개한다. 여기 제시된 트레이닝 방법을 매일 5분씩만 꾸준히 해도 충분한 운동이 되므로, 약해진 근력을 회복하여 서고 걷는 힘을 오래도록 유지할 수 있다.

# 근력 트레이닝의 효과를 2배로 높이는 방법

근력 트레이닝의 효과를 높이는 데에는 몇 가지 요령이 있다. 특히 중·노년층이 알아야 할 주의사항을 살펴본 다음 본격적으로 트레이닝 방법을 소개하겠다.

앞서도 언급했듯이, 중·노년층의 근력 트레이닝은 일상생활에서 주로 쓰이는 '지근'의 비율이 높은 근육을 중심으로 단련하는 것이 관건이다. 또한 지근이냐 속근이냐와 상관없이 몸 전체에 영향을 미치는 큰 근육도 단련한다.

이 조건에 맞는 근육 중 30~60대는 대둔근·대흉근·넙치근을, 70대 이상은 햄스트링·장요근膓腰筋(장골근과 대요근을 가리키며, 두 근육이 합쳐져 넙다리뼈의 작은 돌기에 붙는다-옮긴이)을 중심으로 기본적인 트레이닝 계획표를 작성한다. 물론 자신의 체력에 맞춰 무리 없이 지속할 수 있는지를 고려해야 한다.

이처럼 기본 근력을 키우는 트레이닝을 매일 꾸준히 하면 중·노년층의 고민인 체력 저하나 비만을 방지할 수 있다. 또 오래 서 있거나 걷기가 힘들고, 피로와 스트레스의 회복 속도가 느린 문제도 극복할 수 있다.

## 노화와 비만을 방지할 수 있다

중년 이후에 근력 트레이닝을 할 때는 '무조건 열심히'보다는 '지속적으로'가 더 중요하다. 한 번에 무리해서 하는 것보다 매일 또는 격일로 꾸준히 하는 것이 더 효과가 높다. 근력 트레이닝에서 똑같이 반복하는 동작은 근력을 유지하는 데 중요할 뿐 아니라 나이가 들면서 운동신경이 약화되는 현상도 예방해준다.

운동을 할 때 대뇌가 운동신경에 '힘을 줘라' 하고 명령하면, 자극이 운동신경을 통해 근육의 세포에 전달되어 근육이 수축한다. 근력 트레이닝을 계속하면 대뇌에서 운동신경으로, 또 운동신경에서 근육으로 움직이는 회로가 반복해서 사용된다. 이는 노화 탓에 발생하는 운동신경 저하도 막아주므로, 반복하여 실천하는 것이 중요하다.

특히 나이가 들수록 신경회로의 연결이 어려워지는데 근력 트레이닝을 반복하면 신경회로의 연결을 유지해 뇌의 노화를 방지해준다. 한 번 더 강조하건대, 무리하지 말고 꾸준히 하는 것이 중요하다.

또 매일 근력 트레이닝을 하면 기초대사율이 높아진다는 이점도 있다. 기초대사율이란 몸을 움직이지 않고 가만히 있을 때도 생명을 유지하기 위해 기본적으로 소비되는 에너지의 양을 말한다. 잠을 자거나 숨을 쉬거나, 심지어 소파에 앉아 텔레비전을 보는 동안에도 우리 몸은 에너지를 소비한다. 근력 트레이닝은 기초대사율을 높이는 좋은 방법이며, 대사량이 높아지면 당연히 비만 위험이 낮아진다.

## 천천히 해야 효과가 크다

근력 트레이닝을 할 때는 서두르지 않고 천천히 움직이는 것이 좋다. 예를 들어 복근 운동을 할 때 젊은 사람들에게는 빠른 동작이 제격이지만, 중년 이후에는 천천히 올라가고 천천히 내려가는 방식이 더 효과적이다. 빠른 속도로 운동하면 큰 근육만 움직이게 되어 속근을 중심으로 단련된다. 같은 내용의 트레이닝이라도 금세 지칠 수 있고, 근육통이 생기거나 부상을 당하기도 쉽다.

반면, 동작을 천천히 하면 큰 근육뿐만 아니라 안쪽의 작은 근육까지 사용하게 되므로 중·노년층에 필요한 지근을 중심으로 단련할 수 있다. 중·노년 이후에는 어떤 종류의 근력 트레이닝이든 동작을 하나하나 천천히 하는 것이 효과가 있다.

## 목표로 하는 근육에 의식을 집중한다

트레이닝의 강도는 근육에 어느 정도의 부하를 주되, 지나치지 않은 수준으로 한다. 살짝 땀을 흘릴 정도로만 힘을 싣는다.

힘을 주기보다 지금 내가 어느 근육을 트레이닝하고 있는가를 자각하는 것이 중요하다. 즉, 단련하고자 하는 목표 근육에 의식을 집중하는 것이 포인트다. 예를 들어 대둔근 트레이닝을 할 때는 대둔근이 있는 엉덩이에만 의식을 집중한다. 그러면 의식한 근육에만 힘이 실리기 때문에 효과가 나타나고, 다른 근육에는 불필요하게 힘이 실리지 않으므로 근육통도 예방할 수 있다.

## 트레이닝 전후에 스트레칭을 한다

트레이닝 전후에는 신체를 기분 좋게 늘여주는 스트레칭을 한다. 근육은 원래 잘 움츠러드는 경향이 있는데 스트레칭을 통해 시원하게 이완해주면 유연성이 향상된다. 그러면 중추신경계에도 긍정적인 영향을 끼쳐 효과 높은 근력 트레이닝을 할 수 있다.

트레이닝으로 근육에 부담을 주기 전에 스트레칭을 하면 혈액순환이 원활해지고, 트레이닝을 마친 후에 스트레칭을 하면 근육에 피로물질이 남지 않는다. 근육통은 운동을 과하게 하면 생기는데, 촘촘한 근조직이 파괴되거나 피로물질인 젖산이 근육에 쌓이는 것이 원인이다.

이처럼 스트레칭은 혈액 순환 촉진과 근육통 개선에 큰 역할을 한다. 근력 트레이닝을 하기 전후나 열을 식히고자 할 때는 온몸 구석구석을 쭉쭉 펴주며 스트레칭을 하자.

## 통증이 생기면 강도나 횟수를 조절한다

무릎이나 허리의 급성 통증으로 일상생활에까지 지장이 생겼다면 원칙적으로 근력 트레이닝을 그만두는 것이 좋다. 하지만 처음에는 아팠는데 가볍게 문지르거나 따뜻하게 해주거나 움직이는 동안 통증이 사라지는 정도라면 트레이닝을 해도 괜찮다.

또 트레이닝을 한창 할 때 통증이 다소 생기는 것은 별문제 없지만, 마친 후에 통증이 계속 생긴다면 주의할 필요가 있다. 강도가 너무 세거나 횟수가 지나치게 많거나 등 자신에게 맞는 근력 이상의 부하가 가해졌을 가능성이 크다. 이럴 때는 강도를 낮추거나 횟수를 줄이면서 트레이닝 내용을 조절해야 한다.

## 근육에 따라 트레이닝을 달리한다

근력 트레이닝을 하다 보면 '아이소토닉 isotonic'과 '아이소메트릭 isometric'이라는 말을 자주 접하게 된다. 이는 간단히 말하면 근력의 수축 방법을 가리킨다.

아이소토닉 트레이닝은 근육을 수축시켜 관절을 굽혔다 폈다 하는 것이다. 일테면 국민체조 동작처럼 팔꿈치나 무릎관절에 부하를 주면서 늘였다 당겼다 하는 운동을 말한다. 다른 말로는 등장성等張性 수축이라고 한다. 이에 반해 아이소메트릭 트레이닝은 근육의 길이에 변화를 주지 않고 근육을 수축시키는 운동이다. 양 손가락을 깍지 끼고 좌우로 끌어당기거나 흔들리는 지하철에서 선 채로 힘껏 버티는 것 등이 이에 해당한다. 다른 말로는 등척성等尺性 수축이라 한다.

다음에 이어지는 '30~60대의 근력 향상 트레이닝' 중 대둔근과 넙치근 트레이닝이 아이소토닉이고, 대흉근 트레이닝이 아이소메트릭에 해당한다. 또 '70대 이상의 근력 향상 트레이닝' 중 햄스트링과 장요근 트레이닝이 아이소메트릭에 해당한다.

근육의 종류에 따라 적합한 트레이닝 방법이 다르다. 중년 이후의 근력 트레이닝에서는 트레이닝을 할 때 관절에 가해지는 스트레스를 가능한 한 피하는 것이 좋기 때문에, 관절에 무리가 적은 아이소메트릭을 많이 선택한다.

또한 일반적으로 아이소메트릭은 동작이 간단하다는 점에서도 중·노년층에 적당하다. 다만 힘을 줄 때 호흡을 참아야 하기 때문에, 심장 등 순환기에 문제가 있다면 힘을 과하게 싣지 않도록 주의해야 한다.

# 30~60대의 근력 향상 트레이닝

대둔근, 대흉근, 넙치근은 바른 자세로 서지 않거나 충분히 걷지 않았을 때 약해지기 쉬운 근육들이다. 트레이닝을 통해 이들 근육의 힘을 키우면 자세가 구부정해져 걷기가 힘들어지는 증상을 예방할 수 있다. 또한 중·노년층이 이 트레이닝을 일상적으로 반복하면 당뇨병이나 고지혈증, 통풍 같은 생활습관병도 예방할 수 있다. 30대를 넘어서도 건강한 근육을 유지할 수 있는 핵심 트레이닝 방법이기도 하다.

**〈30~60대의 근력 향상 트레이닝 순서〉**

① 전신 스트레칭

② 대둔근 트레이닝

③ 대흉근 트레이닝

④ 넙치근 트레이닝

⑤ 전신 스트레칭

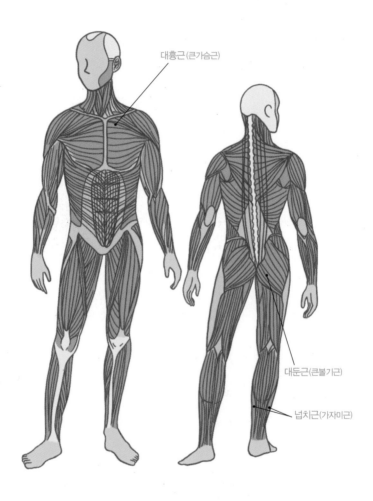

대흉근(큰가슴근)

대둔근(큰볼기근)

넙치근(가자미근)

## 트레이닝 전후 스트레칭

근력 트레이닝을 시작하기 전과 마치고 난 다음에는 반드시 전신 스트레칭을 한다. 이 스트레칭은 평소에 거의 움직임이 없는 등 근육의 심부까지 이완시켜주므로, 중년 이후 점점 휘어가는 요추를 펴게 한다. 스트레칭으로 온몸을 펴주면서 상쾌한 기분을 느껴보자.

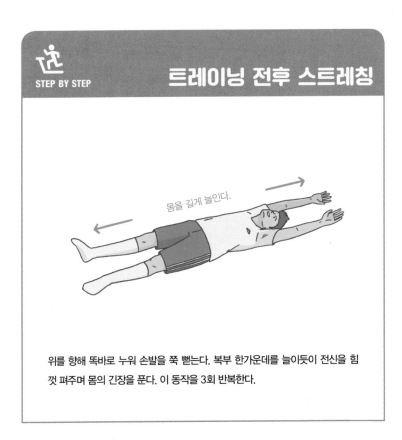

STEP BY STEP

### 트레이닝 전후 스트레칭

몸을 길게 늘인다.

위를 향해 똑바로 누워 손발을 쭉 뻗는다. 복부 한가운데를 늘이듯이 전신을 힘껏 펴주며 몸의 긴장을 푼다. 이 동작을 3회 반복한다.

## 대둔근 트레이닝

인간이 두 발 보행으로 진화하게 한 주역이 바로 대둔근이다. 대둔근은 일어서는 동작이나 똑바로 앉을 때 사용되는 엉덩이근육으로, 의자에 앉았을 때 좌골(궁둥뼈)과 의자 사이를 메워서 쿠션이 되어준다.

아이들이 생후 6개월 정도까지는 잘 앉지 못하는 것도 이 근육이 덜 발달했기 때문이다. 목 부분이 안정되어 잘 가누어도 대둔근이 받쳐주지 못하는 것이다. 지하철에서 젊은 사람들이 통로 쪽으로 다리를 뻗고 허리에 힘을 주지 않고 걸터앉아 있는 모습을 흔히 볼 수 있는데, 이는 대둔근이 약해졌다는 증거다. 중·노년층도 예외는 아니어서 대둔근이 약해지면 의자에 오래 앉아 있지 못하며, 요통이 발생하기도 쉽다. 그러므로 주로 앉아서 일하는 직업을 가진 사람이라면 특히 대둔근을 단련해야 한다.

전신 근육 중에서 두 번째로 큰 근육인 대둔근은 목 아래에 있는 모든 근육의 기둥이다. 이 근육이 약해지기 시작하면 전신의 다른 근육들이 모두 지원에 나선다. 특히 허벅지나 장딴지의 근육이 가장 많이 지원하기 때문에 대둔근이 약해지면 조금만 걸어도 다리에 피로감을 느끼게 된다.

대둔근은 골반을 떠받치는 근육이기도 하므로, 대둔근을 의식하면서 운동하면 나이와 함께 무너지기 쉬운 골반 주변의 바디라인을 유지할 수 있다.

STEP BY STEP

# 대둔근 트레이닝

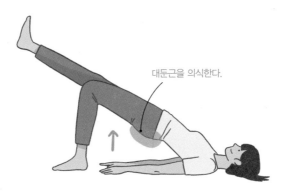

대둔근을 의식한다.

위를 향해 똑바로 눕는다. 한 발은 바닥에 대고, 다른 한 발은 무릎을 펴서 똑바로 올린 상태로 엉덩이를 들어 올리고 3초간 유지한다. 발을 바꿔서 각각 3회 실시한다.

엉덩이를 들어 올릴 때는 발이나 등의 힘을 쓰지 말고 엉덩이 주변 근육의 힘으로만 들어 올린다. 대둔근 트레이닝으로 자주 활용되는 동작 중 양발을 바닥에 댄 상태로 엉덩이를 들어 올리는 방법도 있다. 그런데 이렇게 하면 다리의 대퇴사두근으로 엉덩이를 올리게 되기 때문에, 한쪽 발을 바닥에서 떼어주는 것이 더 효과적이다.

## 대흉근 트레이닝

가슴근육인 대흉근은 우리 몸에서 세 번째로 큰 근육이다. 유방의 토대가 되어 가슴 모양을 만들어주고, 팔을 안쪽으로 당길 때 쓰인다. 대흉근은 평소 수축된 상태로 활동하는 경우가 많기 때문에 나이가 들수록 움츠러들고 약해진다.

갑자기 힘을 뺐을 때 등이 굽어지는 사람과 등근육이 항상 꼿꼿한 사람은 대흉근의 근력에서 차이가 난다. 젊을 때는 어깨가 결리는 것이 무엇인지 몰랐지만 중년이 되어 어깨결림으로 고생한다면, 이 근육이 움츠러들고 약해져서 등이 굽었기 때문이다. 상반신을 앞뒤로 능숙하게 굽히고 펴거나 양다리를 유연하게 벌리던 사람이 중년이 되어 몸이 굳어졌다고 느끼는 것도 복근과 배근이 약해진 것 외에 대흉근이 수축된 것이 원인이다.

근력 트레이닝을 통해 대흉근을 단련하여 구부정한 자세와 뻣뻣해진 몸을 개선하자.

# 대흉근 트레이닝

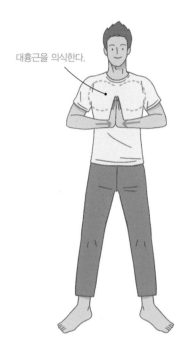

대흉근을 의식한다.

선 자세로 가슴 앞에 두 손을 모으고 합장하며 몸에 힘을 뺀다. 이 자세를 5초 간 유지하고, 3회 반복한다.

손과 어깨의 근육에 힘을 빼고 가슴 전면을 의식하며 동작을 한다.

## 넙치근 트레이닝

넙치근이란 장딴지 안쪽에 있는 근육으로 아킬레스건과 연결된다. 걸을 때 가장 마지막으로 지면을 누르는 부위이며, 전진할 때 쓰이는 근육이다.

수많은 다리근육 중에서도 지근의 비율이 압도적으로 높은 것이 넙치근의 특징이다. 지근의 비율이 80퍼센트를 차지하므로 많이 써도 잘 지치지 않는다.

여행지를 오래 돌아다니거나 쇼핑을 할 때 무릎 뒤쪽이 당기는 때가 있다. 이는 장딴지 아래쪽에 있는 넙치근의 기능이 약해지면서 속근이 더 많은 비복근(장딴지근) 등의 장딴지 위쪽 근육을 대신 사용하기 때문이다.

넙치근 트레이닝은 발목과 장딴지가 가늘어지게 해 예쁜 다리로 만들어준다. 탄탄한 발목, 붓지 않는 다리를 만들고 싶다면 넙치근을 단련하면 된다.

자주 걷는 사람의 다리가 예쁘고 탄탄한 것도 이 넙치근의 근력과 큰 관련이 있다.

# 넙치근 트레이닝

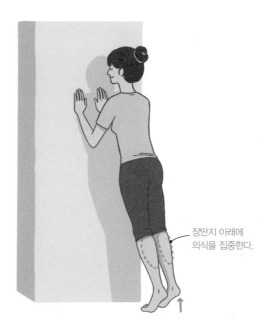

장딴지 아래에
의식을 집중한다.

선 자세로 벽에 양손을 붙이고, 3초간 크게 발돋움한 다음 뒤꿈치를 내려놓는다. 이 동작을 5회 반복한다.

발가락만으로 서 있도록 뒤꿈치를 확실히 들어 올린다. 이때 장딴지 아래쪽에 있는 넙치근에 의식을 집중한다. 이 동작이 익숙해지면 발돋움하는 횟수를 늘려준다.

# 70대 이상의 근력 향상 트레이닝

이미 무릎이 굽고 상체가 구부정한 상태가 된 70세 이상 고령자를 위한 근력 트레이닝 방법이다.

걷기 능력 자체가 저하된 고령자라면 햄스트링과 장요근을 지속적으로 단련해준다. 햄스트링은 걸을 때 주요 엔진의 역할을 하며 중심을 잡아주고, 장요근은 이미 쇠퇴한 복근과 배근을 대신해 몸을 지탱해준다. 70대 이후에 근력을 향상시키는 트레이닝을 습관화하면 걷기나 일어서는 능력을 최대한 오래 유지할 수 있다.

**〈70대 이상의 근력 향상 트레이닝 순서〉**

① 전신 스트레칭

② 햄스트링 트레이닝

③ 장요근 트레이닝

④ 전신 스트레칭

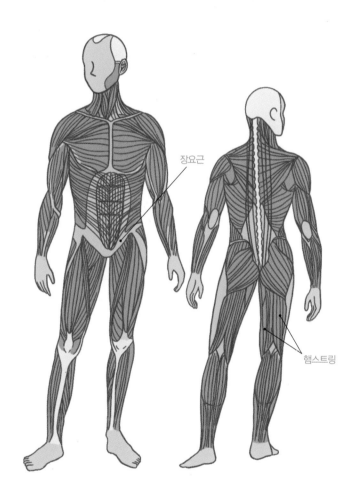

장요근

햄스트링

## 트레이닝 전후 스트레칭

근력 트레이닝을 시작하기 전과 마치고 난 다음에는 반드시 전신 스트레칭을 한다. 이 스트레칭은 평소에 거의 움직임이 없는 등 근육의 심부까지 이완시켜주므로, 중년 이후 점점 휘어가는 요추를 펴게 한다. 스트레칭으로 온몸을 펴주면서 상쾌한 기분을 느껴보자.

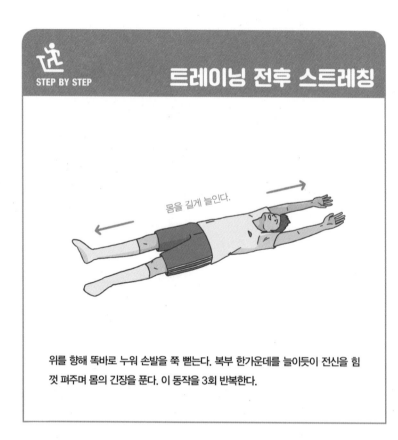

STEP BY STEP

**트레이닝 전후 스트레칭**

몸을 길게 늘인다.

위를 향해 똑바로 누워 손발을 쭉 뻗는다. 복부 한가운데를 늘이듯이 전신을 힘껏 펴주며 몸의 긴장을 푼다. 이 동작을 3회 반복한다.

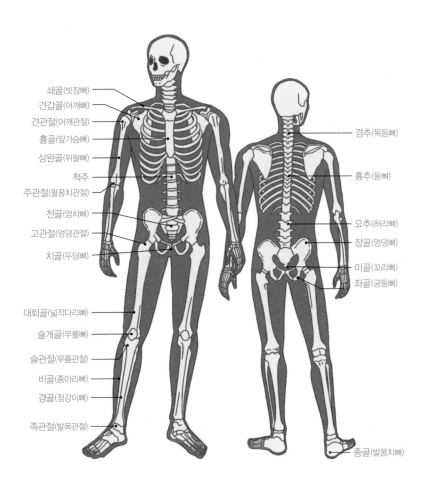

쇄골(빗장뼈)
견갑골(어깨뼈)
견관절(어깨관절)
흉골(앞가슴뼈)
상완골(위팔뼈)
척주
주관절(팔꿈치관절)
천골(엉치뼈)
고관절(엉덩관절)
치골(두덩뼈)

대퇴골(넓적다리뼈)
슬개골(무릎뼈)
슬관절(무릎관절)
비골(종아리뼈)
경골(정강이뼈)
족관절(발목관절)

경추(목등뼈)
흉추(등뼈)
요추(허리뼈)
장골(엉덩뼈)
미골(꼬리뼈)
좌골(궁둥뼈)

종골(발꿈치뼈)

## 햄스트링 트레이닝

햄스트링은 3개의 근육으로 이루어진 허벅다리 뒤쪽 부위를 말하며, 무릎을 굽히거나 고관절을 펼 때 움직인다. 또 걷거나 달릴 때 가속장치 역할도 한다.

계단을 쿵쿵 뛰어 올라가거나, 경사진 길을 즐겨 걷는 사람은 이 근육이 발달한다. 햄스트링이 약해지면 계단이나 경사진 길을 오르기가 고될 뿐만 아니라 평소에도 느릿느릿 걷게 된다. 사실 햄스트링은 달릴 때 주로 쓰이는 근육이기에 이 근육이 약해진 사람은 걸을 때보다는 달릴 때 무릎이 잘 펴지지 않는다.

고령이 되면 무릎이 변형되어 잘 펴지지 않는다. 그래서 보통 구부리고 걷기 때문에 주로 햄스트링을 사용해 걸을 수밖에 없다. 고령자가 걷기 능력을 하루라도 더 오래 유지하기 위해서는 햄스트링의 근력이 매우 중요하다.

# 햄스트링 트레이닝

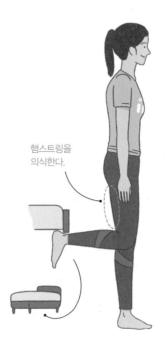

햄스트링을
의식한다.

선 자세로 바닥에서 50센티미터 정도의 지점(침대 아랫부분이 이 정도 높이다)
에 발목 뒤쪽을 댄다. 그런 다음, 그 발을 들어 올리는 느낌으로 힘을 주며
5초간 자세를 유지한다. 이 동작을 3~5회 반복한다.

들어 올린 발목에 힘을 줄 때는 햄스트링을 의식한다. 안전을 고려
하여 벽 등 기댈 것에 손을 짚고 동작을 한다.

## 장요근 트레이닝

장요근은 복부의 내장기관을 감싸고 있는 복막 뒤에서 골반과 고관절을 이어주며, 고관절의 움직임에 관여한다.

장요근은 똑바로 섰을 때 상반신이 뒤로 넘어지지 않도록 지탱해주며, 골반 비대칭을 막고 중력을 유지하는 항중력근抗重力筋이다. 또 다른 항중력근인 척주기립근(척주세움근)과 함께 자세를 만드는 역할을 한다. 그래서 서기와 앉기 같은 일상생활 속 기본 동작을 오랫동안 유지하는 데 장요근이 중요한 열쇠가 된다.

또한 장요근은 발을 들어 올리는 동작에도 영향을 준다. 고령자가 아무것도 없는 평지에서 넘어지는 일이 잦다면 이 근육의 기능이 저하되었다고 볼 수 있다.

장요근이 약해진 채로 내버려 두면 걸을 때 발을 끌게 되어 넘어질 위험도 커진다. 이런 일이 되풀이되면 거동조차 못 하게 될 수 있으므로, 장요근의 힘을 키워야 한다.

STEP BY STEP

# 장요근 트레이닝

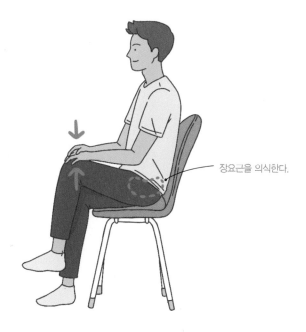

장요근을 의식한다.

의자에 앉아 무릎에 손을 얹는다. 허벅지를 위로 올리면서 동시에 손으로는 무릎을 내리누른다. 손으로 누르는 힘에 저항하듯이 허벅지에 힘을 주면서 3초간 유지한다. 한 발씩 5회 반복한다.

장요근에 의식을 집중하고 손으로 내리누르는 힘과 허벅지를 들어 올리는 힘을 똑같이 유지한다.

*Walk to be a hundred*

제3장

# 근육별
# 근력 회복
# 트레이닝

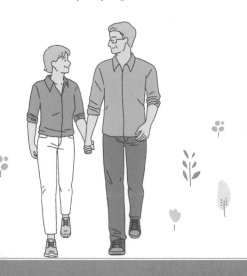

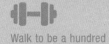

건강에 자신이 있던 사람이라도 어느 날 문득 자신에게 복근이 없다는 사실을 깨닫고 놀라곤 한다. 또 더러는 병원 등에서 등과 가슴근육이 줄어들었다는 이야기를 듣기도 한다. 하지만 그런 사실을 알게 됐다 하더라도 근육이 왜 약해졌으며, 약해진 근육을 어떻게 회복시켜야 할지 구체적인 방법을 모르는 사람이 많다. 그러는 사이 체력이 더 약해지고 체형까지 변화하는 등 신체적으로 다양한 증상이 나타나기 시작한다. 이번 장에서는 중년 이후에 근육별로 힘이 저하되는 원인과 이를 회복시키는 트레이닝법을 소개한다.

# 약해진 부위를 집중적으로 관리하자

중년 이후 40~60대에서 근력 저하 현상이 두드러지는 배, 등, 엉덩이, 다리, 가슴, 어깨와 팔의 근육을 키워보자. 지금부터는 근육별로 다음 세 가지를 중점적으로 설명하고자 한다.

① 근력이 저하되는 원인(근육을 쓰지 않아 생기는 근력 저하, 운동 부족으로 인한 근력 저하, 상처나 병에 걸린 이후의 근력 저하 등 모든 근육에 공통되는 내용은 생략한다.)
② 근력이 저하될 때 나타나는 체력·체형 변화와 증상
③ 근력 저하를 개선하는 트레이닝 방법(쉽게 지치지 않는 지근이 많은 근육이나 신체 동작에 필요한 큰 근육을 중심으로 소개한다.)

자기 몸에서 약해진 근육 부위를 알고 있다면 그 부위를 중심으로 하고, 아직 모른다면 자기 몸에 나타난 체형 변화와 증상에 맞춰 해당 근육을 중심으로 트레이닝한다. 증상 중에서 특히 요통과 무릎통증에 관련된 내용은 다음 장에서 자세히 설명한다. 제2장에서 살펴본 기본 트레이닝 방법에 이번 장의 해당 근력 트레이닝을 추가하면 효과를 더욱 높일 수 있다.

## 〈근육별 근력 트레이닝〉

- 배(복근): 복직근 트레이닝

- 등(배근): 척주기립근 트레이닝

- 엉덩이(둔근): 대둔근 트레이닝, 중둔근 트레이닝

- 다리(하지근): 내전근 트레이닝, 대퇴사두근 트레이닝, 햄스트링 트레이닝, 넙치근 트레이닝, 장요근 트레이닝

- 가슴(흉근): 대흉근 트레이닝, 전거근 트레이닝

- 어깨와 팔(견완부 근육): 상완이두근 스트레칭, 승모근 스트레칭, 견갑하근 스트레칭

# 복근

## 복근이 약해지는 이유

중년이 되면 복근이 눈에 띄게 약해진다. '복근'으로 총칭되는 복부의 근육으로는 두 가지가 있다. 복부 앞부분에 있으며 단련하면 갈라지는 '복직근(배곧은근)', 복부 옆쪽에 있으면서 몸을 뒤트는 동작에 필요한 '복사근(배빗근)'이다.

복근의 약화는 무엇보다 평소의 자세 및 걷는 방법과 관계가 있다. 평소에 올바른 자세로 걷는 사람이라면 복직근과 복사근을 충분히 사용하므로 복근이 쉽게 약해지지 않는다. 하지만 나쁜 자세로 걸으면 복직근과 복사근이 모두 약해진다.

복근을 유지하기 위해서는 여기에서 소개하는 복근 트레이닝 외에 바른 자세, 바르게 걷기 등도 중요하다. 바른 자세와 바르게 걷는 방법은 5장을 참고하기 바란다.

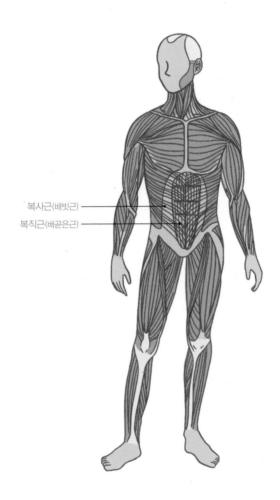

복사근(배빗근)

복직근(배곧은근)

## 복근이 약해지면 나타나는 증상

### ● 요통

복근의 약화는 곧 요통이라고 봐도 좋을 만큼 요통의 주요 원인이
된다. 복근이 약해지면 복근과 길항근의 관계인 배근에도 크게 영
향이 미치기 때문에 자세가 심하게 휘어져 요통이 생기기 쉽다.

### ● 아랫배 비만과 잦은 피로감

복근이 약해지면 늑골의 방어막이 느슨해지기 때문에 내장 기능
이 저하되어 쉽게 피로를 느끼게 된다. 기초대사율도 떨어져 지방
이 붙기 쉬워진다. 중년이 되면 마른 사람도 아랫배가 나오는 것
을 볼 수 있는데, 이는 복근이 약해진 것이 원인이다. 복근이 약해
진 상태라면 과식하지 않도록 아무리 신경을 써도 아랫배가 점점
두꺼워진다.

## 복근 회복 트레이닝

복사근을 이용한 '뒤트는 운동'은 요통의 위험이 크므로 중년 이
후에는 무리하게 할 필요가 없다. 이때는 복직근만 단련해도 충분
하다. 복직근을 제대로 단련해두면, 평소 바른 자세로 걷기만 해
도 옆구리의 복사근이 저절로 단련된다.

# 복직근 트레이닝

복근의 상태는 개인차가 크므로 다음과 같이 등급을 매겨 A, B, C 로 나누었다. A가 가장 약한 강도이고, C가 가장 강한 강도다. 우선 자신의 복근 상태에 맞는 등급을 선택한다.

예컨대 요통으로 자주 고생하는 사람은 A부터 시작한다. A, B, C 모두 처음에는 5회부터 시작해 횟수를 늘려간다.

그리고 A 등급부터 시작한 사람은 B, C 등급순으로 한 단계씩 높여가며 트레이닝하면 된다.

A

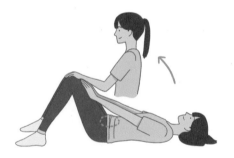

위를 향해 누워 양 무릎을 세운다. 양손을 무릎 위에 놓고 상체를 일으킬 수 있는 위치까지 천천히 일으킨다. 이 동작을 5회 반복한다.

B

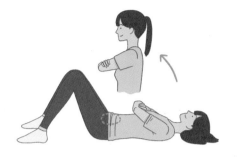

위를 향해 누워 양 무릎을 세운다. 누운 채로 팔짱을 끼고 상체를 일으킬 수 있는 위치까지 천천히 일으킨다. 이 동작을 5회 반복한다.

C

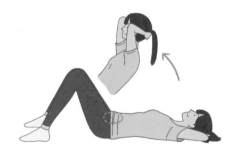

누워서 무릎을 세운다. 깍지를 껴 머리를 받친 다음 상체를 일으킬 수 있는 만큼 천천히 일으킨다. 이 동작을 5회 반복한다.

무릎을 펴고 상체를 일으키면 고관절 근육군이 과하게 사용되어서 허리가 스트레스를 받는다. 반드시 무릎을 굽히고 상체를 일으킨다. 일으킬 때 목을 배꼽 쪽으로 무리하게 굽히면 목에 부담이 가므로 주의한다.

## 하루 15분 엎드려 있기

평소 생활에서 복근을 단련하는 간단한 방법으로 엎드린 자세를 추천한다.

요통이 심할 때는 일반적인 복근 트레이닝은 할 수 없지만, 이 자세는 요통이 있어도 할 수 있는 유일한 복근 단련법이다.

방법은 매우 간단하다. 바닥이나 이불 위에 하루에 한 번, 15~30분 정도만 엎드려 있으면 된다. 꾸준히 습관적으로 해주면 더 좋다.

이 자세는 일상생활에서 대부분 수축된 상태로 있는 신체의 전면부와 복근까지 동시에 펴준다. 또 배 속의 가스가 수월하게 배출되어 배변에 도움이 되며, 어깨관절이나 고관절의 긴장을 푸는 데도 효과적이다. 복식호흡을 쉽게 할 수 있어 저절로 호흡이 깊어지기 때문에 뇌를 활성화하고 스트레스를 해소하는 효과도 있다.

엎드려 있는 것만으로 복근에 자극을 줄 수 있으니 이만큼 편한 복근 단련법도 없을 것이다.

〈엎드린 자세〉

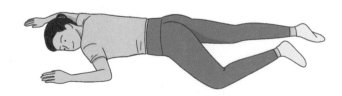

# 배근

## 배근이 약해지는 이유

복근에 비해 배근은 약화 여부를 빨리 발견하기 어려워서 회복 시기를 놓치는 사례가 많다. 중년층 중에는 등을 뒤로 젖히는 스트레칭을 하다가 등근육이 너무 굳어 있다는 사실을 알고 깜짝 놀라는 사람이 많다.

등에는 '척주기립근'과 '광배근(넓은등근)'이라는 두 가지 주요 근육이 있다. 척주기립근은 직립 자세를 만들어주는 최장근最長筋, 장륵근腸肋筋, 다열근多裂筋 등의 여러 근육으로 이루어져 있다. 광배근은 역삼각형 몸매를 만들 때 필요한 근육으로, 팔을 뒤로 당기는 동작에 사용된다. 이들 근육은 잘 때 외에 앉거나 서 있는 자세에 항상 쓰이기 때문에 평소 많이 움직이기만 해도 쉽게 약해지는 않는다. 다만 일할 때는 물론 일상에서 어떤 자세로 생활하느냐에 따라 근력의 상태가 영향을 받는다.

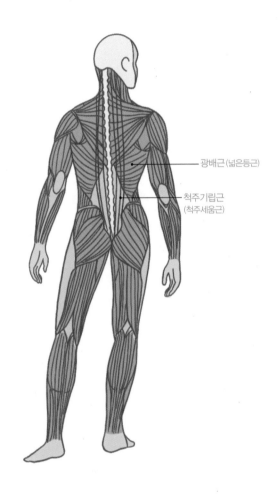

광배근(넓은등근)

척주기립근
(척주세움근)

## 배근이 약해지면 나타나는 증상

### ● 새우등

배근은 항중력근으로 중력에 대항해 척주를 뒤로 잡아끌어 직립을 유지시킨다. 따라서 배근이 약해지면 상체가 구부정해지면서 새우등 증상이 나타난다.

### ● 중년 비만, 체형 흐트러짐

배근이 약해지면 그 길항근인 복근과 다리근육의 약화로 이어져 전신의 근력이 저하되기 쉽다. 기초대사율이 떨어져 비만의 원인이 되기도 한다. 특히 중년에 노화와 함께 기초대사율이 저하되면 비만이 가속화되어 체형이 무너진다. 중년 비만을 예방하고 해소하기 위해서는 배근 트레이닝을 할 필요가 있다.

배근의 상태와 중년 비만 간에 밀접한 관련이 있기 때문에 중년 비만이 시작된 시기와 새우등이 되는 시기가 같은 경우가 많다. 따라서 중년 이후에 몸매를 가꾸려면 복근과 함께 반드시 배근 트레이닝도 해야 한다.

### ● 골다공증

배근의 약화가 골다공증의 원인이 된다기보다는 배근의 척주기립근을 단련하면 골다공증의 진행을 막을 수 있다고 생각하길 바란다.

골다공증은 폐경을 맞이한 중년 이후 여성에게 가장 많이 발생한다. 여성호르몬이 감소하여 뼛속의 칼슘과 인의 양이 줄어들어 골량이 감소한 결과 골밀도가 낮아지기 때문이다. 그러나 이 단계에서는 아직 골절을 자주 일으킨다거나 보행에 지장을 받는 일은 없다.

이미 줄어든 골량을 늘리기는 어렵지만, 배근을 중심으로 하는 트레이닝을 통해 나이를 먹으면서 골량이 계속 감소하는 일은 막을 수 있다.

뼈 주위에 있는 골막은 근력 트레이닝 등의 운동을 통해 자극을 받으면 전기가 발생해 골량의 칼슘(칼슘이온)을 흡수하는 작용을 한다. 근력 트레이닝 중에서도 칼슘 흡수 작용이 가장 큰 운동이 바로 등뼈에 직접 붙어 있는 척주기립근 트레이닝이다. 이 트레이닝은 뼈 안에서 칼슘이 더는 감소하지 않도록 해준다.

## 배근 회복 트레이닝

구부정한 자세가 되기 쉬운 중·노년층은 배근 중에서도 척주기립근을 단련하는 것이 효과적이다.

# 척주기립근 트레이닝

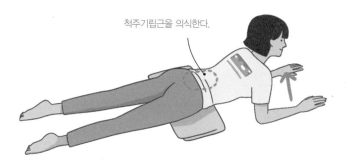

척주기립근을 의식한다.

엎드려서 팔을 앞으로 뻗는다. 배꼽에서 골반 정도까지 얇은 방석을 깔고 팔로 천천히 상체를 밀어 올린다. 이 동작을 5회 반복한다.

상체를 일으킬 때 척주기립근에 힘을 주면서 쭉 뻗는 느낌으로 동작한다. 이 근력 트레이닝 역시 허리 부위에 부담을 줄 수 있다. 배꼽 아래에서 골반까지 두 번 접은 방석을 받쳐준다. 처음에는 5회 정도 하다가 익숙해지면 점차 횟수를 늘린다. 익숙해지더라도 방석은 빼지 않는다.

# 둔근

## 둔근이 약해지는 이유

중년 이후 피로감을 자주 느낀다면 근육 중에서도 맨 먼저 둔근을 살펴봐야 한다.

엉덩이근육인 둔근에는 몸 전체 근육 중에서 두 번째로 큰 근육인 '대둔근'과 대둔근 안쪽으로 '중둔근'이 있다. 이들은 모두 허리를 형성하는 골격인 골반을 지탱하는 근육이다.

중년이 되면 골반이 제 위치에 있지 않고 한쪽이 뒤틀리는 현상이 자주 발생한다. 이는 걷기가 부족하거나 앉는 자세가 나빠서 둔근이 약화되었기 때문이다. 평소 생활 속에서 둔근을 강화하고, 더 약화되는 것을 방지하려면 발을 뻗고 걸터앉는 습관을 버리고 똑바른 자세로 앉도록 신경 써야 한다.

대둔근은 목 아래 모든 근육의 중심이므로, 이 근육이 약해지면 전신의 다른 근육들이 모두 지원에 나선다. 그래서 전신 근육통이나 피로의 원인이 되기도 한다. 그리고 중둔근은 몸의 균형을 지키고 하체의 균형 감각을 유지하는 데 중요한 열쇠다. 중둔근이 약해지면 일어서거나 걸을 때 균형을 잃기 쉽다.

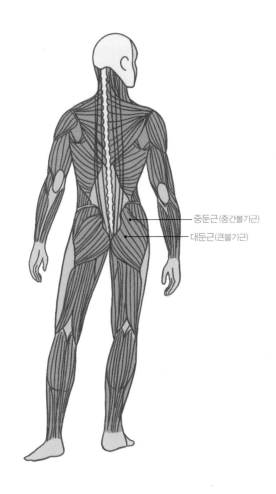

중둔근(중간볼기근)

대둔근(큰볼기근)

## 둔근이 약해지면 나타나는 증상

### ● 만성 요통

요통은 복근, 배근, 하지근(다리근육) 등 전신 근력의 저하가 원인이다. 그중에서 만성 요통인 '근근막성 요통'이나 '자세성 요통'은 둔근의 힘이 약해지면 직접적인 영향을 받는다. 특히 대둔근이 미치는 영향이 크다고 할 수 있다.

### ● 냉증, 요실금, 생리통

둔근은 골반을 지탱하므로 둔근이 약해지면 골반의 위치가 뒤틀리기도 쉬워진다. 골반이 뒤틀리면 냉증이나 요실금 등 여성 특유의 증상이 나타날 수 있고, 생리통 같은 부인병에 영향을 줄 수도 있다. 그중에서도 요실금은 골반이 원래 상태보다 전후나 좌우로 지나치게 기울어졌을 때 나타난다. 골반저근骨盤底筋의 일부인 항문 근육이 헐거워져서 배에 조금만 힘을 줘도 소변이 새는 증상을 보인다. 또 골반이 뒤틀리면서 골반 내부로 들어오는 혈액의 양이 늘어나 소변이 새기도 한다.

이처럼 둔근이 약해지면 골반이 뒤틀려서 요실금이 발생하기 쉽다. 그 밖에 항문이나 요도에 있는 괄약근의 수축을 돕는 대둔근의 약화가 요실금의 직접적인 원인이 되기도 한다.

## ● 발이 잘 엉키고 넘어질 듯 비틀거린다

둔근이 약해지면 일어설 때 힘없이 비틀거리며 쓰러지려 하고, 계단을 오르내릴 때도 균형을 잃고 넘어지려고 한다.

계단을 오르내릴 때나 한 발로 섰을 때 균형을 잡아주는 역할은 주로 중둔근이 한다. 그다지 서두르지도 않았는데 계단에서 발이 엉켜 넘어질 뻔한 적이 있다면 중둔근이 약해지기 시작했다는 증거다.

병을 앓고 난 사람이나 고령자가 일어서자마자 균형을 잃고 넘어지는 것도 대부분 중둔근이 약해졌기 때문이다. 최근에 움직임이 불안정하고 넘어질 뻔한 일이 자주 있었다면, 지금 당장 중둔근 트레이닝을 시작해야 한다.

### 둔근 회복 트레이닝

중년 이후 약화된 둔근을 회복시키기 위해서는 대둔근과 중둔근 양쪽을 단련해야 한다.

# 대둔근 트레이닝

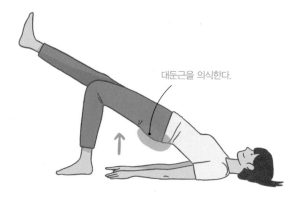

대둔근을 의식한다.

위를 향해 똑바로 눕는다. 한 발은 바닥에 대고, 다른 한 발은 무릎을 펴서 똑바로 올린 상태로 엉덩이를 들어 올리고 3초간 유지한다. 발을 바꿔서 각각 3회 실시한다.

엉덩이를 들어 올릴 때는 발이나 등의 힘을 쓰지 말고 엉덩이 주변 근육의 힘으로만 들어 올린다.

STEP BY STEP

# 중둔근 트레이닝

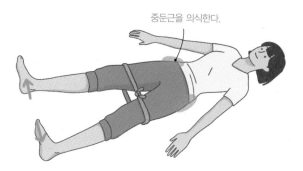

중둔근을 의식한다.

위를 향해 누워 다리를 어깨너비로 벌린 상태에서 무릎 부분을 끈으로 묶는다.
그 상태에서 먼저 다리를 오므렸다가 끈이 팽팽해질 때까지 다리를 벌려 3초간
유지한다. 이 동작을 5회 반복한다.

끈으로 묶지 않으면 다리를 필요 이상으로 벌리게 되어 중둔근에 충
분한 자극을 줄 수 없다. 다리를 어깨너비로 벌린 것은 골반 너비만
큼 벌린 것과 마찬가지이므로, 그 상태에서 힘을 주면 골반을 지탱하
는 중둔근에 자극을 줄 수 있다. 중둔근을 의식하고 그 부분에 힘을
실으면서 다리를 벌리고 오므리는 동작을 반복한다.

## 계단 오르기와 한 발로 서기

지하철을 타러 가거나 2층 이상의 어떤 장소에 갈 때는 에스컬레이터나 엘리베이터 대신 될 수 있으면 계단을 이용하자. 그것만 잘 지켜도 둔근이 약해지는 것을 막을 수 있다. 계단을 오르내리면 둔근의 균형 능력이 강화됨은 물론 하지근, 배근, 복근까지 튼튼해진다.

그리고 지하철이나 버스를 기다릴 때는 '한 발로 서기'를 반복하자. 그 몇십 초 동안 둔근을 단련할 수 있다. 멈춰 설 때마다 한 발 서기를 하는 것만으로도 엉덩이 근력이 상당히 좋아진다. 최근 걷다가 발이 엉켜 넘어질 뻔한 일이 있었거나 높낮이가 있는 곳에서 순간적으로 휘청거리는 등 이전보다 몸의 균형감이 떨어졌다고 느낀다면, 한 발로 서기를 수시로 꾸준히 실천하자.

# 하지근

## 하지근이 약해지는 이유

수많은 하지근 중에서 중년 이후에는 내전근, 대퇴사두근, 햄스트링, 넙치근 그리고 고관절에 있는 장요근이 중요하다.

내전근은 허벅지 안쪽 근육으로, 다리를 안쪽으로 당길 때 사용되며 한 발로 설 때 골반을 안정시켜주는 역할을 한다.

대퇴사두근은 허벅지 앞부분을 감싸주는 4개의 근육으로 이루어져 있으며, 걷거나 계단을 오를 때 무릎이 꺾이는 것을 막아주고, 계단을 올라갈 때 몸을 위로 밀어 올려준다.

햄스트링은 3개의 근육으로 이루어진 허벅다리 뒤쪽 부위를 말하며, 달리거나 걸을 때 가속장치 역할을 한다. 무릎을 굽히거나 고관절을 펴는 데에도 사용된다. 고관절은 상반신과 하반신을 잇는 관절로, 인간의 두 발 보행을 가능하게 한다.

넙치근은 아킬레스건과 연결된 장딴지 안쪽에 있는 근육으로, 걸을 때 가장 마지막에 지면을 내디딤으로써 중심을 앞으로 보내는 보행에 반드시 필요한 근육이다.

고관절의 가동 범위와 연관된 장요근에는 골반의 장골에서 시작되는 장골근과 요추에서 시작되는 대요근이 있다. 장요근은 배

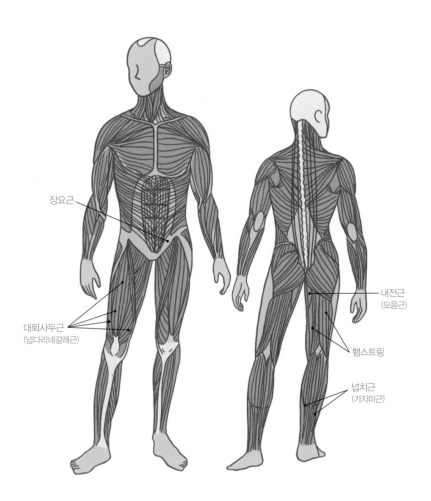

장요근

대퇴사두근
(넙다리네갈래근)

내전근
(모음근)

햄스트링

넙치근
(가자미근)

근과 함께 사람이 똑바로 섰을 때 상반신이 넘어가지 않도록 등뼈의 앞에서부터 받쳐주는 항중력근이다. 서 있는 자세가 나쁘거나 운동 부족이 오랜 기간 이어지면 약해진다.

하지근은 중년이 될 때까지 별로 걸을 일이 없는 도시에서 생활했던 사람, 주로 책상에 앉아 일하는 사람, 가까운 거리도 자동차로 이동하는 사람, 장기 입원을 했던 사람 등이 약해지기 쉬운 근육이다. 설사 시골에서 살며 자주 걷는 축에 속한다 하더라도 무릎을 펴지 않거나 나쁜 자세로 걷는 사람, 걸을 때 중심 이동이 서툰 사람이라면 이들 역시 하지근이 점점 약해진다.

## 하지근이 약해지면 나타나는 증상

### ● 만성 무릎통증과 요통

내전근이 약해지면 슬개골(무릎뼈)이 불안정해지고, 대퇴사두근과 햄스트링이 약해지면 무릎의 굴신력屈伸力(굽히고 펴는 능력-옮긴이)이 저하된다. 넙치근이 약해지면 지면을 차는 힘이 약해지므로, 걸을 때 무릎관절에 무리가 가서 무릎통증을 일으키기 쉽다.

장요근이 약해지면 고관절의 움직임이 나빠져 요추가 앞으로 굽기 때문에 허리가 구부정해진다. 그대로 내버려 두면 상체를 무리하게 펴려다 무릎이 구부러져 요통, 무릎통증(무릎관절통)을 부를 수 있다.

## ● 느린 걸음

여성 중에 두 다리 사이의 살갗이 쓸릴 정도로 허벅지 안쪽에 살이 쪘다면, 이는 내전근이 약해졌다는 신호다. 평소에 자주 걸으면 허벅지 안쪽 윗부분이 탄탄해지는데, 바로 내전근이 단련되기 때문이다. 내전근이 약해지면 골반이 불안정해지고 자세가 흐트러져 걷는 데 지장을 받는다.

최근에 걷다가 무심코 보폭이 좁아졌다거나 종종걸음을 쳐야만 젊은이들의 걸음을 쫓아갈 수 있었다면, 내전근의 약화를 의심해봐야 한다. 또한 넙치근이나 햄스트링이 약해져도 걷는 속도가 전반적으로 느려진다.

## ● 무지외반증

무지외반증 拇趾外反症(엄지발가락이 둘째 발가락 쪽으로 굽은 증상-옮긴이)은 맞지 않는 신발과 같은 환경적인 요인, 엄지발가락을 쓰지 않고 걷는 나쁜 자세가 원인이다. 나쁜 자세로 걸으면 하지근이 약해진다고 했는데, 반대로 하지근이 약해져도 바르게 걷지 못한다. 무지외반증을 예방하고 개선하려면 하지근을 키워야 하며, 그중에서도 내전근과 넙치근을 강화하는 것이 효과적이다.

## ● 냉증, 부종

혈액은 심장에서 나와 발끝까지 흘러갔다가 다시 심장으로 돌아

온다. 하지근이 제 기능을 발휘할 때는 혈액이 무릎 아랫부분까지 원활하게 흐른다. 그렇지만 하지근의 기능이 떨어지면 다리뿐 아니라 전신의 혈액 순환에 문제가 생긴다. 그러면 남녀를 불문하고 냉증이나 부종이 온다. 남성은 특히 중년 이후에 냉증 환자가 증가하므로 특히 주의할 필요가 있다.

또 하지가 차가워지면 다리 뒤쪽 근육이 심하게 수축되는 장딴지 경련도 발생하기 쉽다.

## 하지근 회복 트레이닝

노년이 되어서도 잘 걸으려면 지금부터 다리근육을 단련해야 한다. 하지근은 내전근, 대퇴사두근, 햄스트링, 넙치근, 장요근 등 5개의 근육으로 이루어져 있다. 다른 부위보다 개수가 많기 때문에 이 모두를 한 번에 단련하기가 다소 어려울 수도 있다. 그럴 때는 몇 개씩 묶어서 단련하면 된다. 예를 들어 대퇴사두근·햄스트링·장요근을 하나로 묶고, 내전근·넙치근·장요근을 하나로 묶는 식이다. 두 묶음을 매일 바꿔가며 트레이닝하면 좀더 쉽게 할 수 있다.

# 내전근 트레이닝

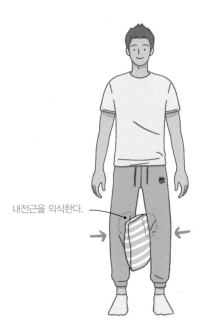

내전근을 의식한다.

다리를 벌리고 똑바로 선다. 무릎 사이에 단단한 베개나 쿠션 또는 두 번 접은 방석을 끼우고 그대로 3초간 허벅지 안쪽에 힘을 준다. 이 동작을 3~5회 반복한다.

무릎이 정면을 향하게 서서 베개나 쿠션을 끼운다. 이 트레이닝은 무릎통증으로 보행 능력이 떨어지기 시작한 시점에 해도 효과가 있다.

# 대퇴사두근 트레이닝

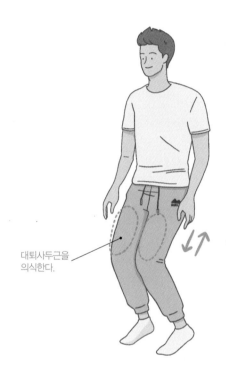

대퇴사두근을
의식한다.

선 자세에서 천천히 무릎을 굽혔다 폈다 한다. 이 동작을 5회 정도 반복한다.

무릎을 굽혔을 때 대퇴사두근에 힘을 싣는다.

# 햄스트링 트레이닝

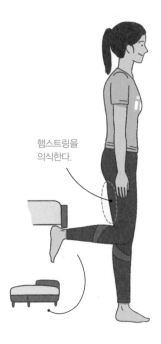

햄스트링을
의식한다.

선 자세로 바닥에서 50센티미터 정도의 지점(침대 아랫부분이 이 정도 높이다)에 발목 뒤쪽을 댄다. 그런 다음, 그 발을 들어 올리는 느낌으로 힘을 주며 5초간 자세를 유지한다. 이 동작을 3~5회 반복한다.

들어 올린 발목에 힘을 줄 때는 햄스트링을 의식한다. 안전을 고려하여 벽 등 기댈 것에 손을 짚고 동작을 한다.

# 넙치근 트레이닝

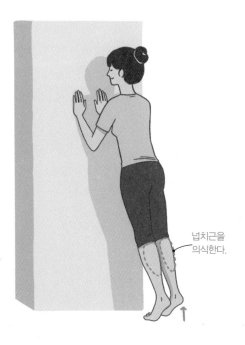

넙치근을
의식한다.

선 자세로 벽에 양손을 붙인다. 3초간 크게 발돋움한 다음 뒤꿈치를 내려놓는다. 이 동작을 5회 반복한다.

발가락만으로 서 있도록 뒤꿈치를 확실히 들어 올린다. 이때 장딴지 아래쪽에 있는 넙치근에 의식을 집중한다. 이 동작이 익숙해지면 발돋움하는 횟수를 10회까지 늘려도 좋다.

# 장요근 트레이닝

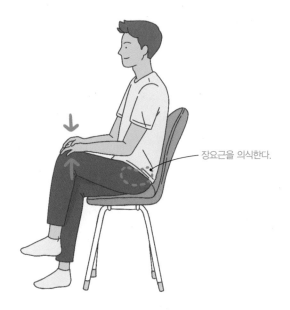

장요근을 의식한다.

의자에 앉아 무릎에 손을 얹는다. 허벅지를 위로 올리면서 동시에 손으로는 무릎을 내리누른다. 손으로 누르는 힘에 저항하듯이 허벅지에 힘을 주면서 3초간 유지한다. 한 발씩 5회 반복한다.

장요근에 의식을 집중하고 손으로 내리누르는 힘과 허벅지를 들어 올리는 힘을 똑같이 유지한다.

# 흉근

## 흉근이 약해지는 이유

흉근의 주요 근육은 가슴 전면의 대흉근과 옆구리 아래에 있는 전거근(앞톱니근)이다. 대흉근은 우리 몸에서 세 번째로 큰 근육으로, 유방의 토대가 되어 가슴의 형태를 만들며 사물을 밀 때 사용된다. 전거근은 옆구리 밑에 있으며 견갑골(어깨뼈)을 흉곽(늑골)에 고정한다.

이들 흉근은 집안일이나 가벼운 육체노동, 일상적 동작에서 흔히 사용되는데 대부분 수축된 상태에서 움직인다.

그러므로 가슴근육은 아무리 부지런히 움직여도 나이가 들면 점점 줄어들고 약해지기 마련이다. 테니스나 야구 같은 운동을 하거나 헬스장에서 벤치프레스나 체스트프레스 같은 기구를 이용해 꾸준히 트레이닝을 하지 않는 한, 대흉근이든 전거근이든 계속 줄어든다. 그러므로 흉근 트레이닝을 할 때는 세월에 따라 약해져 간다는 점을 염두에 두는 것이 좋다.

# 나이가 들수록 점점 줄어드는 흉근

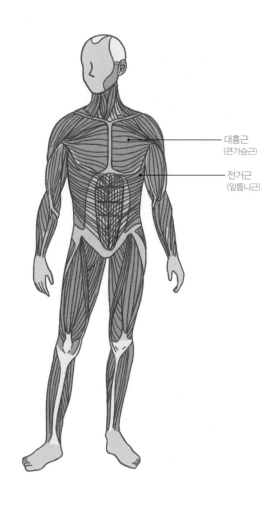

대흉근
(큰가슴근)

전거근
(앞톱니근)

## 흉근이 약해지면 나타나는 증상

### ● 어깨결림

가슴 주변의 근육은 어깨 및 목의 결림과 관련이 있다. 나이를 먹을수록 어깨결림이 잘 나타나는 이유는 대흉근이 약해져서 등이 굽은 것도 중요한 원인 중의 하나다. 중년이 되어서 어깨 주변이 뻣뻣해지는 증상은 복근·배근이 약해지고 대흉근이 수축한 데서 영향을 받는다. 어깨결림을 예방하거나 해소하려면 먼저 대흉근부터 풀어야 한다. 같은 자세를 장시간 유지해 어깨가 결릴 때는 그 자리에서 대흉근 트레이닝을 하면 효과적이다.

### ● 팔 부종, 오십견

나이가 들면서 전거근이 수축되기 시작하면 팔 부종이나 오십견이 발생하기 쉬워진다. 전거근이 견갑골을 제대로 지탱하지 못하기 때문이다.

### 흉근 회복 트레이닝

해마다 줄어드는 흉근을 지키기 위해 대흉근과 전거근을 단련하는 트레이닝을 하자.

# 대흉근 트레이닝

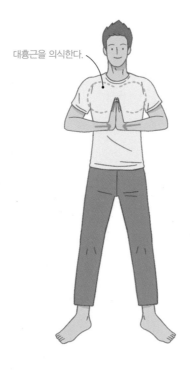

대흉근을 의식한다.

선 자세로 가슴 앞에 두 손을 모으고 합장하며 몸의 힘을 뺀다. 이 자세를 5초 간 유지하고, 3회 반복한다.

손과 어깨의 근육에 힘을 빼고 가슴 전면을 의식하며 동작을 한다.

# 전거근 트레이닝

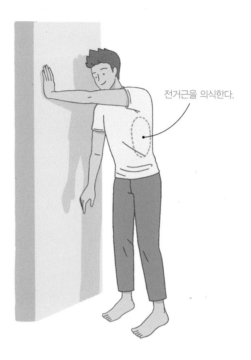

전거근을 의식한다.

선 자세에서 벽에 손바닥을 댄다. 옆구리 아래에 힘을 주고 등을 밀어내는 느낌으로 3초간 유지한 후, 몸의 긴장을 푼다. 이 동작을 3회 반복한다.

벽에 붙인 손에 힘을 주지 말고, 등을 밖으로 밀어내듯이 힘을 줘서 동그랗게 만든다.

# 견완부 근육

## 견완부 근육이 약해지는 이유

견완부 근육인 상완이두근은 팔에 알통을 만드는 근육으로, 팔꿈치를 굽힐 때 수축된다. 반대로 팔꿈치를 펼 때는 이 근육 뒤쪽에 있는 상완삼두근(위팔세갈래근)이 수축한다. 승모근(등세모근)은 목에서 등에 걸쳐 넓게 퍼져 있는 마름모꼴의 큰 근육이며, 견갑하근(어깨밑근)은 어깨관절과 어깨뼈, 팔의 고관절을 고정하는 역할을 한다.

이들 어깨 부위의 근력이 약해지는 원인은 어깨결림을 일으키는 자세와 밀접한 관련이 있다.

어깨결림의 원인에는 정신적인 스트레스나 냉증 탓에 생기는 혈액 순환 장애, 시력 저하, 도수가 맞지 않는 안경 착용 등이 있다. 하지만 무엇보다 자세로 인한 영향이 가장 크다. 앉거나 선 자세에서 장시간 고개를 숙이고 있을 때 발생한다.

특히 고개를 약간 숙인 자세에서는 머리의 위치가 원래보다 앞으로 나오게 된다. 그러므로 뒤쪽에서 머리와 목을 지탱하듯 붙어 있는 승모근이 부담을 받아 점차 약해지는 것이다. 아울러 견갑골의 위치도 앞으로 이동하게 되므로 견갑골을 지탱하는 가슴근육인

# 어깨 결림의 주된 원인인 견완부 근육

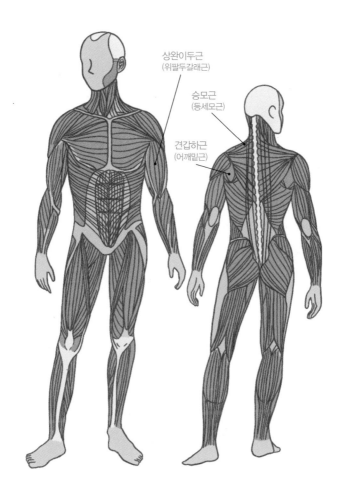

상완이두근
(위팔두갈래근)

승모근
(등세모근)

견갑하근
(어깨밑근)

전거근이나 어깨근육인 견갑하근을 움직이기 어려워진다. 이렇게 되면 상완이두근이나 상완삼두근이 부담을 받는다. 결국 어깨결림 때문에 견완부의 근육이 연쇄적으로 약해져 가고, 견완부의 근력이 저하되면 어깨결림이 자주 발생하는 악순환에 빠지게 된다.

특히 어깨가 거의 없이 둥그스름한 체형인 사람은 더 주의해야 한다. 어깨의 위치가 필요 이상으로 앞으로 나와 있기 때문에 어깨에 붙어 있는 상완이두근에 과도한 부담이 가해져 더욱 약해진다.

## 견완부 근육이 약해지면 나타나는 증상

### ● 사십견, 오십견

사십견과 오십견은 이름 그대로 40~50대에 많이 발생하는 관절주위염이다. 즉 상완근(위팔근)과 견갑골 사이에 있는 근육의 힘줄에 염증이 생겨 힘줄이 부음으로써 뼈와 뼈 사이에 끼여 팔이 잘 올라가지 않고 뒤로 움직이지도 않는 증상을 말한다.

이 증상은 견갑하근의 약화와 밀접한 관련이 있다. 옆구리 아래에 손을 대면 만져지는 것이 견갑하근인데, 평소에는 그다지 의식하지 못하는 근육이다.

사십견과 오십견은 40대가 넘었다고 해서 누구나 걸리는 병은 아니다. 견갑하근의 힘을 키우는 트레이닝을 통해 충분히 예방할 수 있다.

## ● 팔의 군살

두 팔이나 등에 군살이 잔뜩 붙는 것은 평소에 스트레칭을 하는 습관이 없기 때문이다. 다시 말해 손을 머리 위로 높이 올릴 기회가 적기 때문이다. 두 팔의 군살은 견완부 근육을 너무 적게 사용한 증거라고 보면 된다.

## ● 어깨결림과 관련된 두통과 불면증

견완부의 근육 저하로 어깨결림이 지속되면 이로 인한 통증이 나타난다. 어깨에서 목에 걸친 근육이 경직되어 두통이 생기고, 목이나 어깨근육이 굳어져서 불면증이 잦아지는 등 불쾌한 증상이 되풀이된다.

## 견완부 근육 회복 트레이닝

보디빌더처럼 눈에 확 띄는 팔근육을 키우고 싶어서가 아니라면 근력 저하로 수축되어 있는 상완이두근, 승모근, 견갑하근은 근력 트레이닝보다 스트레칭으로 늘여주는 것이 적합하다. 생활 속에서 어깨관절을 자유롭게 사용하기 위해서라도, 스트레칭을 통해 견완부 근육에 효과적인 자극을 주는 것이 중요하다.

# 상완이두근 스트레칭

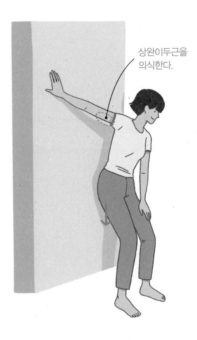

상완이두근을
의식한다.

벽에 등을 돌리고 서서 가능한 만큼 한쪽 팔을 뒤로 올리고 벽에 손바닥을 댄
다. 체중은 아래쪽으로 보낸 채로 자세를 30초간 유지한다. 이 동작을 양손을
바꿔가며 1회씩 실시한다.

# 승모근 스트레칭

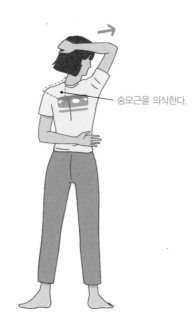

승모근을 의식한다.

선 자세에서 어깨너비로 다리를 벌린다. 한 손을 뒤로 돌려 허리에 대고, 다른 한 손은 머리 뒤쪽을 감싸고 비스듬하게 앞쪽으로 끌어당긴다. 이 자세를 30초간 유지한다. 양손을 바꿔가며 1회씩 실시한다.

# 견갑하근 스트레칭

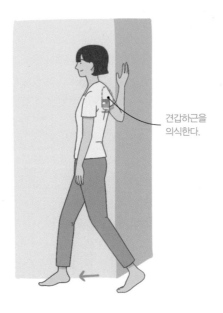

견갑하근을
의식한다.

코너에 서서 팔꿈치를 어깨높이가 넘지 않도록 옆으로 올려 벽에 고정한다.
같은 방향의 발을 내민 자세로 30초간 유지한다. 양손을 바꿔가며 1회씩 실시
한다.

몸을 쭉 편 상태에서 몸이 들썩거리지 않도록 차분하고 규칙적으
로 호흡한다. 통증이 느껴지지 않는 범위 내에서 20~30초간 동일
한 자세를 유지하는 것이 포인트다.

Walk to be a hundred

*Walk to be a hundred*

제4장

# 요통과 무릎통증이
# 사라지는 트레이닝

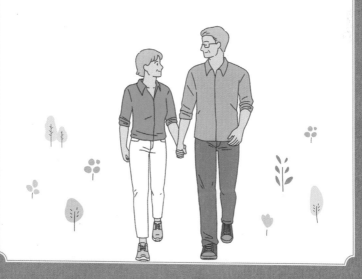

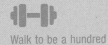
Walk to be a hundred

중년을 넘어서면 요통과 무릎통증이 가장 큰 문제가 된다. 이를 예방하려면 자세를 지탱하는 허리 주변 근육과 걷기에 필요한 다리근육의 상태를 서둘러 점검해야 한다. 점검 결과 근력이 저하되어 있다면 트레이닝과 걷기 등으로 꾸준히 개선해나가야 한다. 지금 요통과 무릎통증이 없는 근력을 만들어두면, 넘어져서 다치거나 거동에 제약을 받는 일 없이 건강한 노년을 보낼 수 있다.

# 허리가 무너지면 몸 전체가 무너진다

## 몸이 편해지면 요통이 온다

정형외과를 찾는 환자 중 가장 많은 수가 요통 환자다. 특히 중년과 노년층 중에는 허리가 자주 아프고 몇 년에 한 번씩 돌발성 요통이 반복해서 일어나는 사람들도 늘고 있다.

요통을 경험한 적이 있다면 그 순간을 한번 떠올려보기 바란다. 요통은 안정을 취하면 저절로 사라지는 것에서부터 일상생활에 지장을 초래하는 것까지 다양하다. 하지만 통증의 정도가 어떻든, 당사자로서는 허리가 아프다는 사실만으로도 불안감을 느낀다.

신체의 어느 부위든 통증이 있으면 불안해진다. 특히 요통은 시간이 지날수록 통증이 심해지는 경향이 있어서 "허리가 아프니 점점 우울해져요"라고 호소하는 환자들도 적지 않다. 허리가 아플 때는 통증이 허리에서만 끝나지 않기 때문이다. 허리에서 시작해 목 부위까지 무지근한 아픔이 퍼지고, 걷거나 앉을 때마다 다리가 아프며, 급기야는 팔을 움직이기도 힘든 상태가 된다. 허리는 우리 몸에서 가장 중요한 부위다. 허리가 아프면 몸 전체의 기능에 장애가 올지 모른다는 생각이 들고, 이대로 영영 못 움직이는 건 아닐까 하는 불안감에 휩싸이게 된다.

요통이 정신 작용과도 관련된 자율신경을 불안정하게 만들어서 허리가 아프면 심한 불안감을 느낄 수 있다는 설도 있다. 허리 부위로 자율신경 다발이 지나기 때문이다.

이처럼 정신적인 불안감까지 일으키는 요통은 평소의 운동 부족과 큰 관련이 있다. 사실 생활 속 사소한 변화로 운동량이 줄었을 때 요통이 생기는 예가 많다. 여기서 말하는 운동량은 조깅이나 국민체조 같은 운동이 아니라 좀더 사소한 것을 가리킨다. 즉 깨닫지도 못할 정도의 생활 속 운동량 감소가 요통의 원인이 되기도 한다는 뜻이다.

나도 서른 살 때 이사를 한 후에 '돌발성 요통'이라는 급성 통증을 앓은 적이 있다. 돌발성 요통은 어떤 순간에 허리에 무리하게 힘을 가했다가 추간판(척추원반)이나 인대, 근육에 문제가 생겨 심한 통증을 느끼는 증상이다. 하지만 이 증상이 이삿짐을 운반하다가 생긴 것은 아니었다.

이사를 하기 전에는 지하철을 갈아타고 직장에 다녔지만, 직장인 병원 근처로 이사하면서 출퇴근 수단이 버스로 바뀌었다. 돌발성 요통은 이사를 끝내고 버스로 출퇴근한 지 한 달 만에 발생했다.

그 전에는 집에서 역까지 걷고, 지하철을 갈아타기 위해 역 구내를 걸었으며, 역에서 병원까지 또 걸었다. 또 지하철역에서는 에스컬레이터를 타지 않고 계단을 이용했다. 그런데 이사 후 출근 경로가 바뀌면서 나도 모르는 사이에 근력이 떨어져 요통이 온 것이다.

허리의 이상을 눈치채고부터 요통이 가져오는 불안감을 느꼈는데, 아니나 다를까 일주일 후에 돌발성 요통이 일어나고 말았다.

알다시피 돌발성 요통이 발생한 직후에는 조바심 내지 않고 안정을 취하는 것이 가장 좋다. 그래서 나도 당시 이틀 정도 집에서 휴식을 취했고, 얼마 후 그럭저럭 회복되었다.

그런데 여기서 한 가지 주의해야 할 것은 요통이라고 해서 모두 안정을 취하면 되는 것이 아니라는 사실이다. 안정을 취할 때는 통증이 가라앉고 움직일 때는 아프다면, 돌발성 요통 같은 운동 관련 통증이므로 걱정할 필요는 없다. 그러나 안정을 취하든 움직이든 통증이 가시지 않는다면, 허리 외에 등뼈나 내장기관과 관련된 질환을 의심해봐야 한다. 이럴 때 무턱대고 계속 안정만 취했다가는 오히려 병을 키울 수 있으므로 빨리 병원에 가서 진찰을 받아야 한다.

내가 일으킨 돌발성 요통 이야기로 다시 돌아가 보겠다. 안정을 취해 돌발성 요통이 가라앉은 후에는 재발 방지를 위해 매일 요통을 위한 근력 트레이닝을 했다. 그리고 휴일에는 배근이나 복근의 힘을 키우려고 애를 썼다. 그 덕에 반년 정도 지나서는 '요통이 발생하기 어려운 허리'가 됐다.

사람들은 흔히 요통이 무리를 했기 때문에 생긴다고 생각한다. 그렇지만 이처럼 환경의 변화로 그때까지 사용하던 근육을 쓰지 않게 되면서 근력이 저하되어 요통이 생기는 경우도 있다.

사실 깨닫지 못할 뿐, 요통은 맨 처음 이와 같은 환경의 변화로 운동량이 감소하기 때문에 시작된다. 바꿔 말하면 몸이 이전보다 편해진 탓에 근력이 약해지면서 시작된다. 그리고 힘이 줄어든 근육에 계속 무리를 가하면 점차 요통이 만성화된다. 이것이 현대의 요통, 특히 중년 이후에 발생하는 요통의 전형적인 유형이다.

## 근근막성 요통과 자세성 요통

대부분 요통은 검사를 받아도 딱히 문제가 없고, 뼈나 다른 곳에 기질적 이상 증세가 나타나지 않는다. '이상 증세는 없으면서 통증은 사라지지 않는 상황'인 셈이다. 이와 같은 요통을 정형외과에서는 '근근막성 요통'이라고 부른다.

근근막성 요통은 허리 주변 근육이 균형을 잃거나 수축된 상태에서 한자리에 오래 앉아 있는 등 운동량 부족이 더해질 때 흔히 발생한다. 허리 주변 근육이 불균형하고 긴장 상태에 있기 때문에 배근 등이 필요 이상의 스트레스를 받고, 그 때문에 배근 주위의 근막에 염증이 생기면서 통증이 발생한다.

또, 현대인들은 체력이 정말 형편없어서 단순히 서 있는 것만으로도 허리에 통증을 느끼기도 한다. 이와 같은 요통을 '자세성 요통'이라 부르며, 남성보다 여성에게 더 많이 발생한다. 예를 들어 학교에서 자녀의 수업을 2시간 정도 서서 참관한 어머니가 집에 돌아와 허리에 느끼는 통증이 자세성 요통이다. 자세성 요통은 배근 등의 약화로 올바른 자세를 유지할 수 없는 상태에서 고관절 근육인 장요근에 스트레스가 집중되어 피로해졌을 때 발생한다.

근근막성 요통과 자세성 요통은 신체를 무리하게 움직여서 생긴 충격이 아니라 운동 부족이나 장시간 앉아 있어서 생긴 염증이 원인이다. 이때는 편안하게 안정을 취하면 시간이 지나면서 통증이 사라진다.

그러나 통증이 사라졌다고 해서 요통이 완치된 것은 아니다. 허리 주변 근력의 불균형과 근육 수축 상태가 개선되지 않으면, 이후 사소한 스트레스만으로도 요통이 재발한다.

## 허리를 지탱하는 근력 저하가 원인이다

허리 부분에는 척주 중에서 가장 큰 '요추'라 불리는 뼈 5개가 있다. 골반과 연결되어 상체를 지탱하는 허리 주변에는 척주와 근육밖에 없기 때문에 허리를 지탱하는 배근, 복근, 둔근 같은 근육이 매우 중요하다. 이들 근육이 제대로 움직이지 못하거나 기능이 약화되면 요통을 일으키게 된다.

허리뼈인 요추를 살펴보면 '추체(척추뼈몸통)'라 불리는 둥그스름한 부분에 추궁(척추뼈고리)이 붙어 있고, 이 추궁 사이를 척수(등골)가 지나간다. 요추의 추체와 추체를 추간판이 이어주고, 추궁에는 늑골돌기와 극돌기라는 등뼈돌기가 달려 있다. 그리고 이들 돌기 부분에 척주기립근 등의 배근이 붙어 있다. 배근 전체는 척주

〈요추의 단면도〉

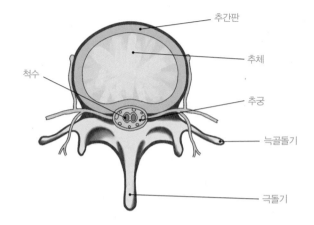

추간판

추체

척수

추궁

늑골돌기

극돌기

를 곧게 펴는 방향으로 움직이지만, 단독일 때는 각각 한쪽으로만 수축해서 비틀어지듯이 움직인다. 그러므로 자세가 나쁘면 배근 전체를 펴지 못하게 된다. 그 결과 개별 배근이 본래와 다른 식으로 비틀어지고, 점차 부담이 가해져 요통의 원인이 된다.

앞서 설명한 것처럼, 배근과 반대로 작용하는 것이 복근이다. 여기에도 신체 전면에 있는 복직근, 신체를 비틀어주는 복사근, 이들 근육을 지원하는 복횡근(배가로근)이 있다. 배근은 자세가 나쁘더라도 걷기만 하면 쓰이지만, 복근은 아무리 걸어도 자세를 바로 하지 않으면 거의 쓰이지 않는다. 사용하지 않는 근육은 힘이 약해지므로 평소에 나쁜 자세로 서거나 걷는 것이 복근을 약화시켜 요통의 원인이 된다.

허리 이외에 골반에 붙은 근육도 직간접적인 요통의 원인이다. 예를 들어 대둔근은 일어서거나 몸을 일으키려고 할 때 골반을 잡아끌어 뒤로 쏠리게 한다. 운동 부족으로 대둔근이 약해지면 골반이 앞으로 기울고, 요추전만腰椎前彎(골반 위의 요추가 앞으로 휘어지는 것-옮긴이)이 심해져 요통을 일으킨다. 고관절 근육인 장요근의 불균형도 요통의 원인이 된다.

따라서 요통을 예방하려면 복근, 배근, 둔근을 충분히 단련해야 한다. 동시에 이들 근육과 고관절의 유연성도 길러줘야 한다. 그러려면 이들 근육을 허리에 각각 고정해주는 코르셋(정형외과에서 척주나 골반 등을 고정 또는 교정하는 데 사용하는 의료기구-옮긴이) 같은 보조기구를 항상 착용하는 것이 좋지만, 이는 어디까지나 이상적인 방법일 뿐이다.

## 만성 요통을 예방하는 근력 트레이닝

근근막성 요통, 자세성 요통과 같은 만성 요통은 허리 주변의 근력 저하가 근본적인 원인이다. 그러므로 이를 개선하려면 트레이닝을 통해 근력을 키워야 한다. 만성 요통을 예방하기 위해서는 허리 주변 근육 중에서 대둔근, 복직근, 척주기립근을 단련하는 근력 트레이닝을 해야 한다.

근력 트레이닝 외에도 근근막성 요통이 반복되는 사람 중에는 서 있는 자세가 나쁜 경우가 많다. 이들은 자세만 교정해도 허리 주변 근육의 불균형이 조정되어 요통이 개선되기도 한다.

또 자세성 요통을 반복해서 앓는 사람 중에는 평발인 사람이 많다. 그래서 어떤 신발을 선택하느냐도 요통을 예방하는 방법이 될 수 있다. 자기 발의 볼 너비와 잘 맞고 끈으로 발등을 단단히 고정할 수 있는 신발이 좋다. 때에 따라서는 신발을 자기 발에 꼭 맞추기 위해 깔창이 필요하기도 하다. 신발의 깔창에 대한 자세한 내용은 5장을 참고하기 바란다.

허리의 통증이 끊이지 않는 사람은 허리 부위를 차갑게 하거나 꼭 끼는 속옷 또는 바지를 입지 않았는지 점검해본다. 꽉 끼는 옷은 혈액 순환을 방해하여 통증을 만성화하므로 주의해야 한다.

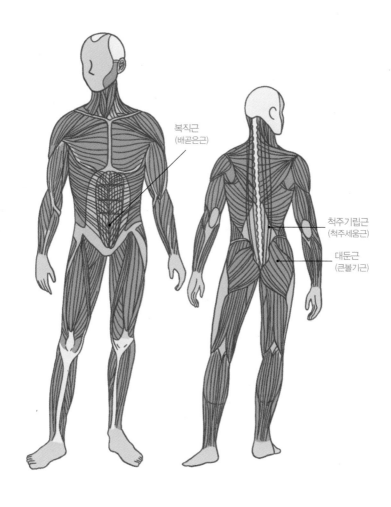

복직근
(배곧은근)

척주기립근
(척주세움근)

대둔근
(큰볼기근)

# 대둔근 트레이닝

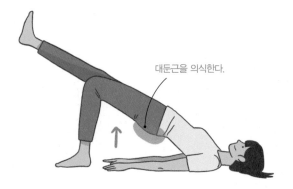

대둔근을 의식한다.

위를 향해 똑바로 눕는다. 한 발은 바닥에 대고, 다른 한 발은 무릎을 펴서 똑바로 올린 상태로 엉덩이를 들어 올리고 3초간 유지한다. 발을 바꿔서 각각 3회 실시한다.

엉덩이를 들어 올릴 때는 발이나 등의 힘을 쓰지 말고 엉덩이 주변 근육의 힘으로만 들어 올린다.

# 복직근 트레이닝

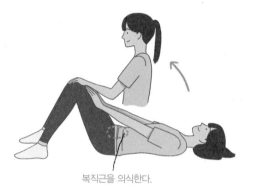

복직근을 의식한다.

위를 향해 누운 다음 양 무릎을 세운다. 양손을 무릎 위에 놓고 상체를 일으킬 수 있는 만큼 천천히 일으킨다. 이 동작을 5회 반복한다.

반드시 무릎을 굽히고 하며, 상체는 완전히 일으킬 필요 없이 일으킬 수 있는 만큼만 들어 올린다. 이때 복직근에 의식을 집중하며 동작을 한다.

# 척주기립근 트레이닝

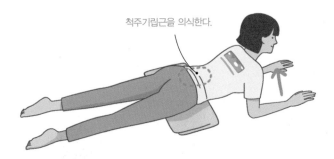

척주기립근을 의식한다.

엎드려서 팔을 앞으로 뻗는다. 배꼽에서 골반 정도까지 얇은 방석을 깔고 팔로 천천히 상체를 밀어 올린다. 이 동작을 5회 반복한다.

상체를 일으킬 때 척주기립근에 힘을 주면서 쭉 뻗는 느낌으로 동작한다. 이 근력 트레이닝 역시 허리 부위에 부담을 줄 수 있다. 배꼽 아래에서 골반까지 두 번 접은 방석을 받쳐준다. 처음에는 5회 정도 하다가 익숙해지면 점차 횟수를 늘린다. 익숙해지더라도 방석은 빼지 않는다.

- 통증이 심할 때는 무리하게 계속하지 않는다.
- '대둔근 → 복직근 → 척주기립근' 순으로 모두 트레이닝하는 것이 제일 좋지만, 돌발성 요통을 자주 겪는 사람은 대둔근과 복직근 트레이닝만 한다.
- 자세성 요통 증상이 자주 나타나는 사람은 '대둔근 → 복직근 → 척주기립근' 트레이닝만이 아니라 하지근 중 내전근 트레이닝(92쪽 참조)과 장요근 트레이닝(96쪽 참조)도 병행하면 좋다.


## 근근막성 요통을 앓던 48세 남성

이 환자는 마흔 살이 넘으면서 반복적으로 근근막성 요통에 시달려왔다. 이 요통은 허리 주변 근육이 균형을 잃거나 장시간 앉아 있을 때 생기며, 이상 증세가 없는 것이 특징이다. 검사를 받아도 이상이 발견되지 않아서 마사지와 지압으로 참아왔지만, 요통이 더욱 잦아지자 결국 우리 병원을 찾아왔다. 이 남성은 서 있는 자세가 구부정하지는 않았지만 골반이 앞으로 쑥 나와 있어서 자세가 좋지 않았다. 그리고 상반신을 뒤로 젖혔을 때 허리의 통증을 호소했는데, 이 역시 나쁜 자세 탓에 배근 전체와 대둔근이 약해졌기 때문이다.

우선 '대둔근을 의식하며 항문을 조이면서 선다', '가슴을 뒤로 젖히고 서지 않는다'와 같이 바르게 서는 법을 지도했다.

그리고 앞서 설명한 '만성 요통을 예방하는 근력 트레이닝'을 하도록 했다. 주로 자동차를 타고 다녀서 걸을 일이 거의 없다는 말을 듣고, 그런 일상생활도 개선하도록 했다. 또한 통증이 심할 때는 병원에서 이학요법인 간섭저주파 치료를 병행했다. 이 환자는 치료를 시작한 지 2개월 만에 요통 없는 삶으로 복귀했다.

## 다른 질환과 관련된 요통

다른 질환과 관련된 요통을 앓고 있다면, 먼저 정형외과에서 진단과 치료를 받아야 한다. 통증을 예방하고 다스리기 위한 근력 트레이닝은 그 치료가 끝난 후에 한다.

### ● 추간판 탈출증, 좌골신경통

예나 지금이나 가장 유명한 요통 질환은 추간판 탈출증(일반적으로 디스크를 일컫는다-옮긴이)이다. 이는 요추의 추체와 추체 사이에서 완충 역할을 하는 추간판이 튀어나온 것으로, 좌골 부근부터 발바닥에 이르기까지 다리 뒤쪽이 저리면서 통증이 발생한다. 추간판 탈출증에서 좌골신경통으로 진행되는 사례가 많다.

추간판 탈출 정도가 중한 경우에는 방광이나 직장에도 영향을 주어 극단적인 경우에는 소변을 보지 못하기도 한다. 이런 상태면 생명이 위험할 수도 있으므로 긴급 수술을 받아야 한다. 그러나 약간의 통증이나 저림 증세 정도라면 수술까지 받을 필요는 없다. 블록주사를 맞거나 약을 먹는 것으로 추간판 탈출증과 좌골신경통의 급성 증상을 안정화할 수 있다. 그 후에는 앞서 소개한 '만성 요통을 예방하는 근력 트레이닝'을 꾸준히 해서 통증을 다스린다.

## ● 변형성 척추증(척추굳음증)

변형성 척추증은 척주 전체가 심하게 변형된 증상이라고 상상하기 쉽다. 그렇지만 실제로 변형이 일어나는 곳은 척주를 구성하는 한 부위의 뼈일 뿐 척주 전체가 변형되는 일은 드물다.

변형성 척추증은 추간판이 탄력성을 잃고, 척주의 대부분을 차지하는 요추 부분이 집중적으로 스트레스를 받음으로써 변형되어 생긴 돌기가 허리에 통증을 유발하는 것을 말한다. 특히 중년 이후 남성에게 많이 발생하는 허리 질환이다. 변형이 발전하면 수술을 해야 하지만, 초기 단계라면 앞서 소개한 '만성 요통을 예방하는 근력 트레이닝'이나 요통 체조 같은 스트레칭만으로도 치료할 수 있다. 또 지팡이 등 보조도구를 이용해 걷기 능력을 회복하면 척주의 변형이 더는 진전되지 않는다.

## ● 이상근증후근

요통과 좌골신경통은 떼려야 뗄 수 없는 밀접한 관계에 있다. 한편 요통과 관계없이 생기는 좌골신경통도 있는데, 바로 이상근증후근이다. 좌골신경의 통로를 횡단하며 활동하는 이상근이 피로를 느꼈을 때, 딱딱하게 부어올라 좌골신경을 압박함으로써 통증이 생기는 것을 말한다.

이상근은 발을 바깥쪽으로 트는 동작을 담당한다. 엉덩이근육인 대둔근이 약해져서 제 기능을 하지 못할 때, 대둔근 대신 골반을 앞으로 밀어내는 작용을 한다. 이상근증후군에 걸리면 허리를 많이 틀면서 걷게 된다. 쉽게 말해 '어깨로 바람을 가르면서 걷는 느낌'이 들기 때문에 금방 알 수 있다. 이 이상근증후근을 경험한 사람은 '만성 요통을 예방하는 근력 트레이닝' 중에서도 대둔근 트레이닝을 중심으로 하면 재발을 방지하는 데 도움이 된다.

## 허리에 부담을 덜어주는 자세

요통이 발생하면 장시간 서 있는 자세는 피해야 한다. 장시간 서 있으면 더 악화되기 때문이다.

의자에 오래 앉아 있어야 한다면 때때로 발을 꼬아주거나 30분 정도에 한 번씩 허리를 풀어준다. 일어서서 주위를 걷고 등근육도 활짝 펴준다.

요통이 있을 때는 무릎을 꿇고 앉는 자세도 피해야 한다. 예의를 갖추어야 하기에 어쩔 수 없는 자리도 있을 텐데, 그럴 때는 엉덩이와 장딴지 사이에 방석을 끼우면 허리에 쏠리는 부담이 줄어든다.

또 외출할 때는 한쪽 어깨에 부담이 쏠리는 숄더백을 피하고, 짐은 가능한 한 양손에 나눠 든다. 양쪽으로 분산해서 들면 같은 무게의 짐을 한 손으로 드는 것보다 근력이 적게 수축된다. 수치로 치자면, 부담이 3분의 1로 줄어든다고 할 수 있다.

또, 허리를 똑바로 숙이고 물건을 들어 올리면 허리를 반쯤 올려 엉거주춤한 자세로 들어 올릴 때보다 요추 주위에 가해지는 부담이 반으로 줄어든다. 평소에도 무거운 물건을 들 때는 반드시 허리를 숙이고 무릎을 굽혔다가 펴면서 들어 올리기를 권한다.

돌발성 요통이 발생하면 무릎 아래에 쿠션 같은 것을 두고 똑바로 누워 자거나 무릎을 구부리고 옆으로 누워 자는 것도 방법이다. 이런 자세를 하면 통증이 줄어든다. 통증이 심할 때는 안정을 취하고, 통증이 어느 정도 가라앉으면 의사를 찾아가 진찰을 받는다.

# 무릎을 쭉 펴야 건강하다

## 중년 여성에게 자주 나타나는 무릎통증

무릎통증 때문에 정형외과를 찾는 환자들은 대부분 '무릎 안쪽이 아프다'고 호소한다. 무릎 안쪽이 아픈 이유는 걸을 때 무릎을 펴지 않고 굽힌 채로 걷는 습관 때문이다.

게다가 중년 이후에는 허벅지 안쪽의 넓은 근육인 내측광근이 가늘어져 힘이 약해진다. 내측광근이 약해지면 무릎관절이 불안정해지고, 이것이 무릎통증의 원인이 된다.

무릎 안쪽의 통증 중에서도 중·노년층에 압도적으로 많은 것이 '변형성 무릎관절증'이다. 무릎 안쪽 연골(물렁뼈)이 단계적으로 닳아서 약해져 가는 증상으로, 일어서거나 계단을 내려가면서 걸음을 내디딜 때 통증을 느낀다. 이와 같은 변형성 무릎관절증을 내버려 두면 좌골신경통으로 발전할 가능성이 크다.

변형성 무릎관절증은 특히 50~60대 여성에게 많은데, 그 원인은 여성의 관절이 구조적으로 남성보다 약하기 때문이다. 그뿐 아니라 뼈의 신진대사를 촉진해주던 에스트로겐이 폐경을 지난 후 덜 분비되어 뼈가 약해지기 때문이다.

어쨌든 중년 이후에 나타나는 무릎통증이라면 대부분이 이 변

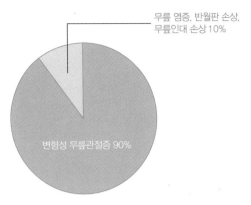

무릎 염증, 반월판 손상,
무릎인대 손상 10%

변형성 무릎관절증 90%

출처: 2002년 환자 조사(일본 후생노동성)

형성 무릎관절증이다. 무릎통증을 호소하며 정형외과를 찾는 환자의 90퍼센트에 달한다. 나머지 10퍼센트는 일시적인 무릎 염증이나 운동장애, 사고로 인한 반월판(반달판막) 손상, 무릎인대 손상 등에서 오는 통증 등이다.

반월판 손상과 무릎인대 손상은 운동을 하다 과도하게 무릎을 움직였을 때 주로 발생한다. 젊을 때 이런 무릎 손상을 입었던 사람은 나이 들어 변형성 무릎관절증으로 고생하기도 한다.

## 왜 유독 무릎이 자주 아플까

무릎통증은 무릎의 관절통에 근육 약화가 더해져서 생기는 증상이다. 그런데 몸 전체에 있는 많은 관절 중에서 어째서 유독 무릎관절만 이렇게 자주 아픈 것일까?

　무릎관절은 대퇴골(넓적다리뼈), 경골(정강이뼈), 슬개골의 이음매 관절이다. 대퇴골의 접촉면은 둥근 모양이지만, 경골의 접촉면은 평면이기 때문에 특수한 움직임에 따라 무릎을 굽혔다 폈다 할 수 있다. 이와 같이 무릎관절은 둥글고 평평한 구조 때문에 평면과 평면이 맞닿은 관절보다 부하를 받기 쉽다. 즉, 체중의 2배나 되는 부하를 받는다. 가벼운 점프라도 한다면 부하가 3배나 되는 셈이다.

　무릎관절은 애초부터 좁은 면적에 체중의 부하를 많이 받게 되어 있기 때문에 통증이 자주 발생한다. 그러나 점프를 했다고 해서 모든 체중이 그 즉시 무릎에 실리는 것은 아니다. 무릎을 굽혔다 펴는 동작과 관련된 근육, 그리고 관절의 안팎에 있는 인대가 지원해주기 때문이다. 또 관절의 표면인 연골이나 반월판 같은 구

〈무릎 해부도〉

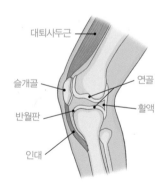

조가 대퇴골과 경골의 요철凹凸을 줄여주므로 충격이 완화된다. 관절의 표면에 있는 연골은 매끈매끈해서 관절의 마찰을 줄여주고, 항상 신진대사를 수행하기 때문에 윤기 있고 매끈한 관절 상태를 유지하게 해준다.

무릎이 가지고 있는 이런 유지 능력을 방해하는 것이 노화와 스트레스다. 노화로 뼈의 신진대사가 저하되고 스트레스로 연골이 변성되면, 연골이 닳아서 약해지거나 무릎관절 주변부에 뼈의 돌기가 생기기도 한다. 연골이 받는 스트레스란 냉증, 비만, 과거의 인대 손상이나 골절로 인한 상처, O자 다리 또는 X자 다리, 과도한 무릎 사용으로 인한 근력 저하 등이다.

무릎통증이 진행되기 시작하면 연골이 파괴될 때 프로테오글리칸proteoglycan이라는 효소가 방출된다. 이 효소는 관절을 덮는 주위의 막을 자극하거나 다른 연골 부분의 변형을 조장하기도 한다. 골막 부분에 염증을 일으키고 윤활액(뇌나 골수의 표면을 순환하는 투명한 액체)이 필요 이상으로 생성되게 한다. 그러면 관절 안의 공간이 윤활액으로 꽉 차서 무릎에 물이 차게 된다. 물이 차면 무릎이 불룩하게 부어 일어설 때 힘이 들어가지 않기 때문에 일상생활에 지장을 받는다.

무릎에 고인 물은 빼내도 다시 고인다. 이는 '무릎관절 염증'이라는 근본적인 원인이 해결되지 않았기 때문이며, 물을 빼는 것만으로는 낫지 않는다.

일반적인 무릎통증인 변형성 무릎관절증의 정형외과적 치료 중에서는 보조기구 사용, 온찜질이나 레이저 같은 물리요법, 소염진통제나 관절 내 주사 같은 약물 치료, 일상생활 속 동작이나 다이어트 또는 스트레칭을 지도하는 보존요법이 중심이 된다. 변형의 정도나 상태에 따라 달라지기는 하지만, 무릎에 통증이 있다고 하여 당장 수술을 하는 경우는 드물다.

〈변형성 무릎관절증의 진행〉

| | 기간 | 증상 |
|---|---|---|
| **통증의 강도** | 초기 | 일상생활은 가능하나, 걸음을 내디딜 때 약간의 통증이 있다. 단 통증은 바로 사라진다. |
| | 중기 | 일상적인 동작은 큰 문제 없이 하지만, 통증이 강해지거나 지속된다. 통증 때문에 꿇어앉는 자세를 취할 수 없다. |
| | 후기 | 일상적인 동작을 대부분 할 수 없다. 통증이 너무 심해서 제대로 걸을 수 없다. |
| **관절의 변형** | 초기 | 관절연골이 조금씩 줄어들고, 연골에 금이 간다. |
| | 중기 | 관절연골이 닳아서 약해지고, 뼈와 뼈 사이가 좁아진다. |
| | 후기 | 관절연골 대부분이 소멸해서 뼈와 뼈가 부딪힌다. |
| **O자 다리의 정도** | 초기 | 무릎과 무릎 사이가 조금 벌어져 있다. |
| | 중기 | O자 다리 상태로 서면 무릎이 밖으로 향한다. |
| | 후기 | O자 다리가 진행되어 무릎 전체가 굵고 거칠어진다. |
| **무릎에 나타나는 증상** | 초기 | 서거나 계단을 오르내릴 때 무릎이 무겁다. 아침에 일어날 때 무릎이 뻣뻣하다. |
| | 중기 | 무릎이 똑바로 펴지지 않는다. 무릎이 붓고 물이 찬다. |
| | 후기 | 무릎관절이 흔들리고 무릎 전체가 커진다. |

## 만성 무릎통증을 예방하는 근력 트레이닝

무릎통증은 모든 하지근의 힘이 약해진 것이 영향을 미친다. 그중에서도 무릎관절이 충격을 받았을 때 보호하는 하지근인 대퇴사두근, 운동이나 무릎통증 때문에 무릎관절을 지나치게 이완했을 때 흔히 약해지는 내전근과 깊은 관련이 있다.

덧붙여 대퇴사두근과 내전근 같은 하지근이 약해지면, 대둔근이 대신해서 무릎관절을 움직이는 원동력이 된다. 따라서 무릎통증에는 하지근뿐만이 아니라 엉덩이근육의 근력도 관련되어 있다고 봐야 한다.

무릎통증에 지속적으로 시달린다면 대퇴사두근, 내전근, 대둔근을 단련하여 재발을 막아야 한다. 그런데 이와 같은 근력 트레이닝은 앞서 제시한 표의 '초기 단계'에서만 효과가 있다. 다시 말해 걷거나 무릎을 폈을 때 안정감이 느껴지지 않는 등 무릎에 이상이 시작되는 단계에서 트레이닝을 하는 것이 가장 효과적이다.

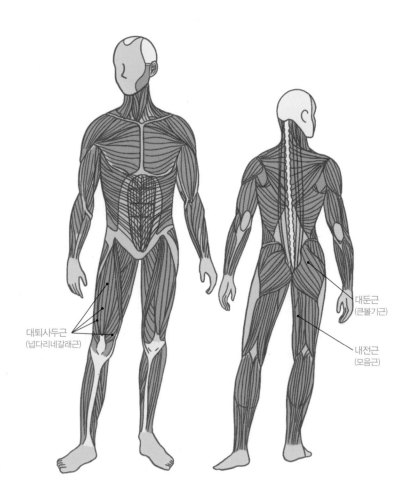

대퇴사두근
(넙다리네갈래근)

대둔근
(큰볼기근)

내전근
(모음근)

# 대둔근 트레이닝

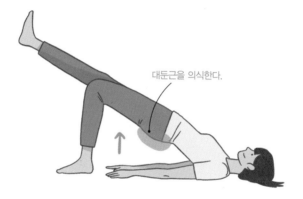

대둔근을 의식한다.

위를 향해 똑바로 눕는다. 한 발은 바닥에 대고, 다른 한 발은 무릎을 펴서 똑바로 올린 상태로 엉덩이를 들어 올리고 3초간 유지한다. 발을 바꿔서 각각 3회 실시한다.

엉덩이를 들어 올릴 때는 발이나 등의 힘을 쓰지 말고 엉덩이 주변 근육의 힘으로만 들어 올린다.

# 내전근 트레이닝

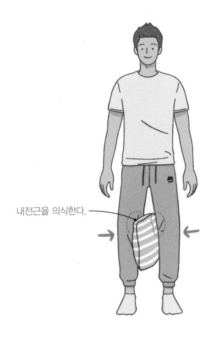

내전근을 의식한다.

다리를 벌리고 똑바로 선다. 무릎 사이에 단단한 베개나 쿠션 또는 두 번 접은 방석을 끼우고 그대로 3초간 허벅지 안쪽에 힘을 준다. 이 동작을 3~5회 반복한다.

무릎이 정면을 향하게 서서 베개나 쿠션을 끼운다. 이 트레이닝은 무릎통증으로 보행 능력이 떨어지기 시작한 시점에 해도 효과가 있다.

# 대퇴사두근 트레이닝

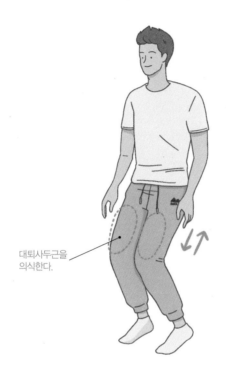

대퇴사두근을
의식한다.

선 자세에서 천천히 무릎을 굽혔다 폈다 한다. 이 동작을 5회 정도 반복한다.

무릎을 굽혔을 때 대퇴사두근에 힘을 싣는다.

## 무릎이 아프다고 모두 통풍은 아니다

중·노년층이 흔히 '통풍'으로 착각하는 무릎통증에 대해 살펴보자.

통풍은 혈액 중 요산 농도가 높아져 고뇨산혈증이 생기고, 관절 내에 요산의 결정이 만들어져 심한 관절염을 일으키는 병이다. 전형적인 증상으로는 엄지발가락에 심한 통증이 느껴지는 통풍발작이 있으며, 발목과 무릎 등 다른 관절에서도 통증이 나타날 수 있다. 통풍의 급성 관절염은 엄지발가락 아랫부분에서 발생하는 경우가 가장 많지만 그 밖에 발가락이나 발목, 무릎관절에도 생긴다.

이 같은 통풍과 비슷한 것이 '거짓 통풍' 또는 '가성 통풍假性痛風'이라 불리는 무릎통증이다. 올바른 병명은 '결정성 관절염'으로, 무릎관절 속에 피로인산칼슘calcium pyrophosphate이라는 결정이 쌓이면서 발생하는 질병이다. 무릎관절 외에 손목, 발목, 팔꿈치의 관절에도 관절염이 생긴다. 엑스레이 사진을 찍어보면 관절에 석회 침착이 보인다. 관절염의 정도는 경미한 부종과 통증에서부터 심한 부종과 격심한 통증이 수반되는 증상까지 있다.

증상이 통풍과 유사하지만, 통풍과는 전혀 관계 없는 관절 염증이다. 이 관절염은 아무런 원인 없이 생기기도 한다. 즉 많이 걸어서 무릎에 부담을 줬거나, 가벼운 염좌 같은 외상이 원인이 되어 발생하기도 한다. 진짜 통풍은 30대 정도에 많이 걸리지만, 거짓통풍은 60대 이후에 많이 보인다.

관절에 물이 찼다면 물을 빼고, 염증이 심하면 관절에 스테로이

드를 주입해 치료한다. 또 염증을 억제하기 위해 소염진통제를 복용하고, 파스를 붙인다. 대부분은 이렇게 치료하면 증상은 낫는다. 이것도 무릎통증의 일종이므로, 일단 통증이 완화되고 나면 '만성 무릎통증을 예방하는 근력 트레이닝' 같은 운동을 해야 한다.

통증은 통풍과 비슷하지만, 검사를 해봐야 진짜인지 아닌지를 알 수 있으므로 혼자 섣불리 판단하지 않도록 주의한다.

## 트레이닝을 할 때 주의사항

- 통증이 심할 때는 무리하게 계속하지 않는다.
- 통증이 나아지고 있을 때는 '만성기 무릎통증'으로 파악해서 '대둔근 → 내전근 → 대퇴사두근' 순으로 한다. 하지만 다소 통증이 있다면 '급성기 무릎통증'으로 파악해 '대퇴사두근 → 대둔근 → 내전근' 순으로 한다. 이 근력 트레이닝은 통증을 멈추는 특효약이 아님을 꼭 명심하자. 근력 트레이닝을 한 후에 통증이 심해졌다면 무리하게 계속하지 않는다.
- 반월판 손상이나 무릎인대 손상이라면, 치료 후 무릎의 부종과 통증이 가라앉은 다음에 '대퇴사두근 → 대둔근 → 내전근' 순으로 근력 트레이닝을 해주면 효과적이다.
- 무릎에 물이 차는 이유는 무릎관절의 염증 때문이므로 근력 트레이닝을 해서 무릎관절을 무리하게 움직이는 것은 금물이다. 다만, 어느 정도는 근육을 움직일 필요가 있다. 무릎에 물이 찼을 때 무릎을 확실히 펴고 걷는 연습을 하면, '만성 무릎통증을 예방하는 근력 트레이닝'에서도 설명한 것처럼 대퇴사두근의 움직임에 도움이 된다. 그리고 이렇게 걷는 동작을 반복하면 대퇴사두근에 힘이 붙어 무릎에 물이 차는 빈도가 줄어든다.

## 변형성 무릎관절증으로 고통받던 55세 여성

이 환자는 2~3년 전부터 가끔 왼쪽 무릎에 통증이 나타났다가 사라지는 증상이 반복됐다고 한다. 얼마 전부터는 계단을 내려갈 때 왼쪽 무릎에 통증이 느껴지더니, 오래 걸으면 무릎이 아파졌다. 무릎에 습포를 붙이며 견뎌왔지만, 무릎을 꿇고 앉는 자세를 전혀 할 수 없다는 사실을 알고 병원을 찾아왔다.

진찰을 해보니 왼쪽 무릎에 물이 약간 차 있었고, 무릎통증의 초기 단계에서 흔히 나타나는 O자 다리 증상도 보였다. 변형성 무릎관절증이라도 아직 초기였기 때문에 급성기의 무릎통증을 위한 근력 트레이닝을 하게 하고 통증을 제어하는 이학요법인 간섭저주파 요법을 실시했다. 또 살이 쪄서 무릎에 부담이 더해지지 않도록 과식을 주의하라고 당부했다.

그 결과 6개월 후에는 무릎통증이 사라졌고, 더는 물도 차지 않았다. 변형성 무릎관절증의 초기 단계에서 근력 트레이닝을 시작한 것이 개선으로 이어졌다.

이 환자는 그 후에도 주말에 수영장에서 수중 걷기 운동을 꾸준히 하여 무릎통증이 재발하지 않도록 했다. 수중 걷기 운동은 무릎관절에 체중이 실리지 않아 부담 없이 할 수 있기 때문에 변형성 무릎관절증을 극복하거나 재발을 방지하는 데 크게 도움이 된다.

## 무릎 염증을 앓던 84세 남성

전 프로야구 감독인 84세의 이 환자는 갑자기 무릎 안쪽이 아프더니 결국에는 지팡이를 짚지 않고는 걸을 수 없는 상태가 됐다. 어느 병원에서도 무릎의 이상 증상과 통증에 효과적인 방법을 찾아내지 못하자 우리 병원을 찾아왔다.

엑스레이 사진을 보니 80대라는 게 믿기지 않을 정도로 무릎 관절이 튼튼했다. 내측광근에 피로물질이 좀 쌓여 있고 내측광근으로 이어지는 형태의 내측 슬개지대에 압통이 있긴 했지만, 아직은 변형성 무릎관절증이 아닌 무릎 염증 단계였다. 초진을 마친 후 '만성 무릎통증을 예방하는 근력 트레이닝'과 무릎 안쪽을 늘이는 스트레칭 동작을 하게 했다. 그 결과 그 자리에서 통증이 급격히 줄어들었고, 환자는 지팡이 없이 귀가했다.

이 남성은 현재 '만성 무릎통증을 예방하는 근력 트레이닝' 중에서 내전근 트레이닝을 하루도 빠짐없이 하며 재발을 막고 있다고 한다. 이처럼 고령이라 해도 변형성 무릎관절증에 걸리기 전인 무릎 염증 단계에서는 다리근육을 열심히 단련하면 통증을 빨리 줄일 수 있다.


## 구부리지 말고 되도록 펴자

무릎에 통증이 계속된다면, 일어설 때 바닥에 엄지발가락을 단단히 고정하고 가능한 한 무릎을 편 상태를 유지해서 선다.

무릎통증이 있을 때는 무릎을 꿇고 앉는 자세는 피해야 한다. 이는 무릎이 가장 많이 꺾인 상태에서 전체 체중을 싣게 되는 자세로 무릎관절에 굉장한 부담을 주기 때문이다. 무릎통증이 있는 사람은 근력이 약해져서 인대나 힘줄 등이 유연성을 잃는다. 그래서 관절을 깊숙이 구부릴 수 없는 채로 무릎을 꿇고 앉게 되며, 그 때문에 무릎이 더 아파진다. 무릎통증이 있을 때 무릎을 꿇는 자세를 하면, 그 순간 통증을 느끼는 걸로 끝나는 것이 아니라 무릎관절이나 주변의 근육이 타격을 입게 된다.

계단을 오르내릴 때도 무릎관절에 큰 힘이 가해진다. 일설에 따르면 체중의 3~5배에 달하는 힘이 가해진다고 한다. 무릎통증이 있는 상태에서 계단을 오를 때는 되도록 무릎을 편 채로 오르는 것이 통증을 줄이는 비결이다. 또 계단을 올라갈 때는 아프지 않은 발부터 올리고, 내려갈 때는 반대로 아픈 발부터 내린다.

# 평생 운동하려면 근육을 만들어라

## 운동 후 통증을 느끼기 쉬운 부위

살아가는 동안 오래오래 운동을 즐기기 위해서는 근육을 만들어야 한다. 그런데 때로는 운동을 하다 근육에 손상을 입혀 허리나 무릎의 만성 통증을 부르기도 한다. 만성 통증이 있는 근육은 잘 사용하지 않게 되므로 점차 약해질 수밖에 없다.

중·노년층은 원래부터 근력이 부족한 데다 갑자기 시작한 운동이 만성 통증의 원인이 되기 쉽다. 이 시기에는 어떤 운동을 하고 나면 어떤 통증이 생길 수 있는지에 대해 부위별로 살펴보자.

### ● 무릎

구기나 육상경기 후의 '반월판 손상'이나 '인대 손상', 과도하게 달렸을 때 무릎 바깥쪽이 아픈 '장경인대염', 배구나 농구를 할 때 점프의 충격으로 슬개골과 대퇴사두근을 연결하는 힘줄에 염증이 생기는 '슬개건염', 평발인 사람이 달리기를 하고 난 후에 잘 생기는 '오리발건염', 무릎을 반복적으로 무리하게 굽혔다 폈다 해서 근육이 염증을 일으키는 '평영무릎' 등이 있다.

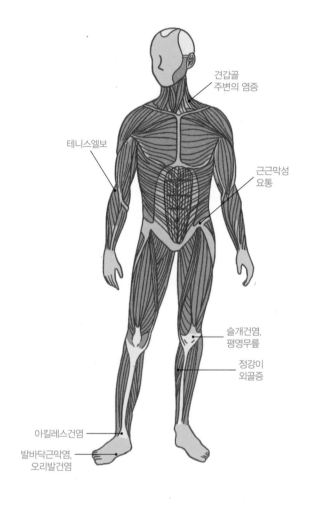

견갑골
주변의 염증

테니스엘보

근근막성
요통

슬개건염,
평영무릎

정강이
외골증

아킬레스건염

발바닥근막염,
오리발건염

● 허리

배근·복근·대둔근·햄스트링·내전근의 힘이 떨어진 사람이 오랜
만에 운동을 한 후 일어나는 '근근막성 요통', 그리고 골프를 하다
가 잘 생기는 '돌발성 요통'이 있다.


● 어깨

투구 동작으로 인한 '상완이두근건염', 어깨관절의 뼈·힘줄·인대
에 힘을 주는 무리한 투구 동작 때문에 스트레스를 받아 생기는
염증 등이 있다.


● 팔

테니스 등을 계속해서 팔근육에서 팔꿈치관절까지 무리하게 힘을
쏟다가 팔꿈치에 통증이 생기는 '테니스엘보(상완골외상과염)'가
있다.


● 다리

마라톤이나 조깅 애호가들에게 많은 발바닥통증으로, 발뒤꿈치의
뼈와 발가락을 연결하는 발바닥 근막에 생기는 염증인 '발바닥근
막염'이 대표적이다. 그리고 달리기나 점프 등 다양한 동작의 반
복으로 정강이의 측면에 있는 후경골근(뒤정강근)이 늘어나 생기
는 염증인 '정강이외골증', 장딴지 근육근이 약할 때 무리하게 운

동을 하다 아킬레스건에 생기는 '아킬레스건염'이 있다.

이상의 통증을 예방하려면 근력 트레이닝으로 근육을 탄탄하게 만들어야 한다. 2장에서 소개한 근력 향상 트레이닝, 3장의 근육별 근력 회복 트레이닝, 4장의 요통과 무릎통증이 사라지는 트레이닝 방법을 최대한 활용하길 권한다.

## 통증이 완전히 없어질 때까지 기다리자

운동을 하다 생기는 부상은 타박상, 근섬유나 골격근의 근육이 찢어지는 근좌상, 관절의 인대가 손상을 입는 염좌, 관절이 빠지는 탈구가 있다. 일반적으로 이것들을 운동장애라고 한다. 참고로, 운동을 할 때 근육의 급격한 수축과 피로 때문에 근섬유가 손상되어 잘 끊어지는 근육 부위는 햄스트링이다.

부상을 예방하기 위해서는 운동 전에 스트레칭을 하고 운동 후에는 냉각요법을 하는 것이 기본이다. 급성 통증인 운동장애가 발생했을 때는 의사의 진단과 치료가 필요하다. 그리고 동통(통증이 있다), 열감(열이 난다), 부종(붓는다), 발적(빨개진다) 등의 증상이 나타나면 운동을 중단해야 한다.

요통이나 무릎통증을 포함하여 운동 후에 통증이 일어난 환부를 식히는 것이 임시 대응책이 될 수 있다. 그렇게 하면 피부와 피하조직의 혈관이 위축되고 순환하는 혈액량이 감소하면서 환부

표면의 감각이 마비되므로 통증이 누그러진다. 무릎통증 또는 요통이 막 생겼을 때나 운동장애가 나타난 지 2주가 지난 무렵에 환부를 만져보고, 열이 있으면 얼음이나 젤 형태의 냉각제가 든 얼음팩으로 찜질해준다. 이런 식으로 환부를 식히면 붓기를 가라앉히고 염증을 진정시키는 데 도움이 된다.

통증을 해소하기 위해 찬찜질도 많이 이용하는데, 찬찜질은 밀봉성이 높기 때문에 붙이고 있는 동안은 바람이 잘 통하지 않아 실제로는 환부를 식혀주지 못한다. 그럼에도 차갑게 느껴지는 이유는 인도메타신 indometacinum 같은 약의 진통 작용일 뿐이다. 따라서 통증은 붙이고 있는 동안만 사라질 뿐, 본래의 냉각요법과 같은 통증 경감 효과는 얻을 수 없다는 사실을 명심해야 한다.

환부를 따뜻하게 하면 혈액 순환이 촉진되어 근육조직의 긴장이 풀리고 노폐물이 배출되면서 통증이 완화된다. 환부를 뜨거운 수건, 간이열기구, 더운찜질 등으로 찜질한다. 다만, 환부를 만져보고 열이 없을 때 하는 것이 원칙이다.

운동장애가 원인이 되어 발생한 통증은 금방 회복되지 않고 파도가 치듯이 기복을 보이며 점차 나아진다. 통증이 심해졌다가 완화되고, 다시 심해졌다 완화되는 식으로 오르락내리락하며 회복되는 것이다.

운동장애를 일으킨 후 안정을 취해 통증이 사라졌다고 해서 회복 과정에 들어섰다고 생각하면 안 된다. 이 단계에서 완전히 나았다고 판단해 운동을 바로 시작하는 것은 위험하다. 적어도 통증이 없어지고 2주 정도는 상태를 지켜본 후, 더는 통증이 나타나지 않는다는 것을 확인한 뒤에 운동을 다시 시작한다.

실제로 운동장애가 일어나 안정을 취하던 사람들은 운동을 언제부터 다시 해도 될지 궁금해한다. 그럴 때는 계속해서 걷거나 조깅을 함으로써 판단해보자. 그런 활동을 했음에도 통증이 지속되지 않으면, 다시 운동을 해도 된다고 볼 수 있다.

Walk to be a hundred

*Walk to be a hundred*

# 제5장

# 자세와 걷는 법을 교정하여 근육 만들기

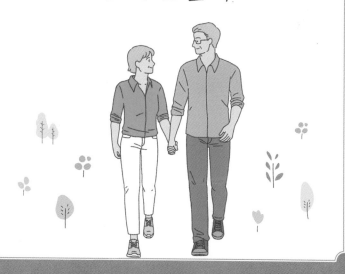

제대로 된 트레이닝을 하는 것만큼 중요한 것이 평소의 자세와 걷는 법이다. 자세를 바르게 하고 걷는 법만 교정해도 근력 저하를 막을 수 있다. 그러면 요통이나 무릎통증 같은 증상도 개선된다. 중·노년층에게 가장 큰 두려움을 주는 요통과 무릎통증을 이겨낸다면 건강에 자신감이 생겨 더욱 활기차게 생활할 수 있다.

# 자세 교정으로 근육 만들기

## 발바닥의 아치가 깊을수록 좋다

자세가 바르지 않으면 근력 트레이닝 등으로 근육을 키워놓아도 허사가 된다. 게다가 중년 이후에는 노화로 인한 근육 수축, 오래 된 나쁜 생활습관, 근력 저하 등으로 자세가 점점 흐트러진다. 반면, 나이가 들어도 자세가 바른 사람들은 실제 나이보다 훨씬 젊어 보인다.

중년 이후부터 요통과 무릎통증, 노화에 따른 근력 저하 등으로 배근과 흉근이 수축되어 구부정한 자세, 즉 '새우등 자세'가 되기 쉽다. 또 40세 전후부터는 허리 부위 근육이 수축되면서 새우등 자세와는 대조적으로 복부가 돌출해 '뒤로 휜 자세'도 늘어난다.

그리고 섰을 때 발바닥의 아치 부분이 내려가서 자세 자체가 유지되기 어려운 상태도 있다. 다시 말해 똑바로 서 있을 수 없는 상태를 말하는데, 이와 같은 현상도 이때부터 진행된다.

앞으로 구부정한 자세, 뒤로 휜 자세, 똑바로 서 있지 못하는 자세는 어떤 것도 그대로 둬선 안 된다. 그냥 내버려 두면 서 있는 것만으로도 피곤해져 오래 서 있기가 힘들어진다. 또 바른 자세로 섰을 때는 그다지 쓰이지 않는 장딴지의 비복근이나 허벅지 뒤쪽

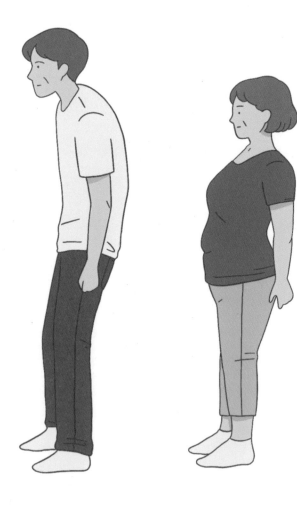

앞으로 구부정한 자세          뒤로 휜 자세

의 햄스트링에까지 부담이 늘어나, 만성 무릎통증이나 요통을 유발하기도 한다.

그중에서도 자기 발바닥의 아치 부분(족궁)이 내려앉은 상태가 어느 정도인지에 특히 관심을 가져야 한다. 중년 이후에도 올바른 자세로 생활하는 데에는 발바닥 아치 부분이 얼마나 올라간 상태로 유지되는가가 중요한 요인이 되기 때문이다.

발바닥 아치가 내려앉은 발은 흔히 발바닥 한복판이 없는 평발을 의미한다. 이 아치는 발목에서 발바닥까지 뻗어 있는 근육이 튼튼해야만 그 근육에 의지해 유지될 수 있다.

이렇게 발바닥의 아치 부분은 장비골근(긴종아리근)과 후경골근이라는 두 근육이 발바닥에서 십자로 교차하여 들어 올려줌으로써 형성된다. 그런데 두 근육이 노화와 걷기 부족으로 약해짐으로써 아치 부분이 조금씩 내려앉는 것이다.

발바닥의 아치는 운동할 때의 충격을 완화하고 체중을 지탱해준다. 그런데 이 부분이 일단 내려앉기 시작하면 발목을 고정하는 여러 근육이 안쪽으로 휘어져 발목의 고정 상태가 불안정해진다. 그 영향으로 안쪽 복사뼈의 주상골(손배뼈)이 돌출되기도 한다. 이러한 현상이 비복근이나 햄스트링 같은 하지근에 영향을 주기 때문에 전체적인 자세가 흐트러진다. 또 발목이 제대로 고정되지 않아 서 있는 자세가 불안정해지고, 걸을 때의 충격이 발에 더 직접적으로 전달된다.

발바닥의 아치가 내려앉으면 전신의 건강 상태에도 영향이 미친다. 아치가 내려앉으면 발바닥의 혈관이 압박을 받아 온몸의 혈액 순환이 악화된다. 이는 냉증이나 어깨결림 등의 원인이 되며, 밀킹 액션milking action도 원활히 이뤄지지 못한다. 밀킹 액션이란 혈액을 심장으로 되돌리기 위해 다리근육에서 일어나는 수축 작용을 말한다. 심장에서 나온 혈액은 전신을 돈 후에 발의 정맥을 지나 다시 심장으로 돌아가는데, 발바닥의 아치가 내려앉으면 다리 근육 전체가 영향을 받아 심장으로 혈액을 되돌리는 힘이 약해진다. 밀킹 액션이 원활하지 않으면 혈액이나 영양 공급, 노폐물의 배출 등 신체의 모든 순환 기능이 저하되어 고혈압이나 동맥경화로 이어질 수도 있다.

**〈발의 근육과 아치〉**

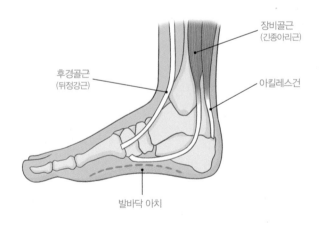

후경골근
(뒤정강근)

장비골근
(긴종아리근)

아킬레스건

발바닥 아치

이처럼 발바닥의 아치를 내려앉은 채로 내버려 두면, 올바른 자세를 유지할 수 없을 뿐 아니라 전신의 건강 상태를 약화시키므로 증상을 적극적으로 개선해야 한다.

## 엉덩이에 힘을 주고 서기

중년 이후부터 내려앉기 시작하는 발바닥의 아치를 어떻게 다시 끌어올릴 수 있을까? 무엇보다 자주 걷는 것이 중요하지만, 그보다 먼저 늘 바른 자세를 유지하도록 주의를 기울여야 한다.

새삼스럽다고 여겨질지 모르겠으나, 중년 이후야말로 '좋은 자세란 무엇인가'를 다시 한번 짚고 넘어가야 할 시기다. 나쁜 자세를 고치고, 평소에도 항상 좋은 자세를 유지하기 위해 습관을 들이는 것이 중요하다. 어릴 때 학교에서 배웠던 바른 자세를 떠올리며 일상에서 실천해보는 것이다

서 있을 때 좋은 자세란 '귀 뒤에서 어깨를 지나 복사뼈까지가 일직선이 되게 하는 것'이다. 구체적으로 말하면 귀, 어깨, 허리, 무릎, 발바닥 한복판까지를 나란히 일직선으로 만드는 것이 좋은 자세라는 뜻이다. 그렇다면 어떻게 서야 일직선이 될까?

핵심은 '엉덩이근육인 대둔근을 의식하고 항문을 세게 조이면서 서는 것'이다. 이때는 어깨가 아닌 아랫배에 힘을 주도록 해야 한다.

일반적으로 '턱을 당기고 등을 펴며 가슴을 젖히지 않고 서는

# 올바르게 서는 법

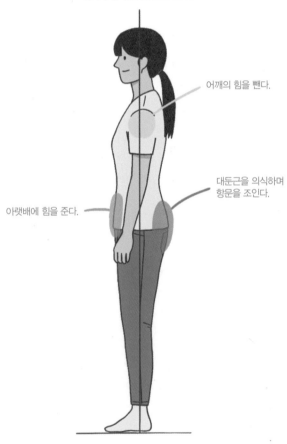

귀 뒤에서 어깨를 지나 복사뼈
까지가 일직선이 되도록 한다.

어깨의 힘을 뺀다.

대둔근을 의식하며
항문을 조인다.

아랫배에 힘을 준다.

것'을 바르게 서는 방법이라고 하는데, 사실 대둔근을 의식하며 서면 자연스럽게 해결된다.

잠시 책을 내려놓고 엉덩이근육 중 골반을 떠받치고 있는 대둔근을 충분히 의식하면서 한번 서보자.

그렇게 서기만 해도 굽어 있던 등이 꼿꼿해지고, 무릎이 펴지며, 볼품없이 뒤로 내밀어졌던 엉덩이도 들려 올라갈 것이다. 등이 펴지면 가슴도 펴지고, 등과 가슴의 자세가 바르면 턱도 당겨진다.

단, 이런 자세는 대둔근이 튼튼하다는 전제하에서 가능하다. 이 근육이 약해졌다면 오래 의식하면서 서 있을 수 없으므로 좋은 자세를 유지하기 힘들다. 따라서 좋은 자세를 유지하고 싶다면 먼저 대둔근의 힘이 약해지지 않도록 해야 한다. 오래 서 있을 수 없는 사람은 우선 대둔근 트레이닝(84쪽 참조)부터 시작하자.

자세가 나쁘면 쉽게 지치는 이유도 이 대둔근과 관련이 있다. 대둔근은 허리를 중심으로 위와 아래 근육을 모두 떠받치는 큰 근육이다. 따라서 이 근육이 약해지면 전신의 다른 근육들이 모두 도와줘야 하기에 각 근육에 짐이 더해질 수밖에 없다. 올바른 자세를 유지하고 쓸데없이 지치지 않기 위해서도 엉덩이근육, 즉 대둔근을 단련해야 한다.

## 나쁜 자세는 한시라도 빨리 교정하자

좋은 자세를 유지하려고 노력하는 한편, 이미 고정되어버린 나쁜 자세도 적극적으로 교정해나가야 한다. 몸에 익은 나쁜 자세를 개선하는 간단한 교정 방법을 소개한다.

### ● 발바닥의 아치가 내려앉은 상태

'발끝으로 서기'를 하루에 수차례 실시한다. 발끝으로 서면 발바닥의 아치 부분을 끌어올리고 있는 장비골근과 후경골근을 긴장시키므로, 평발을 개선하는 데도 도움이 된다.

### ● 뒤로 휜 자세

4장에서 소개한 '만성 요통을 예방하는 근력 트레이닝'으로 허리 주변의 근력을 키운다.

### ● 윗몸이 앞으로 굽어진 자세

자세가 어떠한지를 정기적으로 점검해야 한다. 점검하는 방법은 다음과 같다. 먼저 벽을 등지도록 등을 펴고 서서, 엉덩이를 벽에 붙인다. 이렇게 서서 상반신이 벽에서 떨어져 있다면 구부정한 자세가 시작되었다고 보면 된다. 이때 벽과 등의 간격이 벌어지면 벌어질수록 걸을 때나 평소의 자세가 구부정하다는 뜻이다.

겉으로는 괜찮아 보여도 구부정한 자세가 진행된다는 사실을

# 윗몸이 앞으로 굽어진 자세를 조정하는 스트레칭

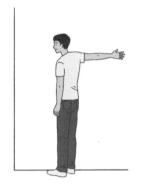

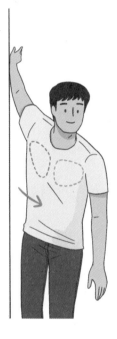

벽 앞에 측면으로 서서 어깨에서 팔까지를 벽에 붙인다. 어깨와 팔은 그대로 둔 채로 몸을 벽에서 떼고 20~30초간 자세를 유지한다.

알았으면, 빨리 대흉근을 펴고 구부정한 자세를 조정하는 스트레칭을 한다. 구부정한 자세가 오래 지속되면 상반신이 좌우 어느 한쪽으로 비틀어진다. 그러므로 이 스트레칭은 한쪽만 하면 되는데, 양쪽 팔로 시험해보고 더 빡빡하게 느껴지는 쪽으로 한다.

## 의자에 오래 앉아 있어도 피로해지지 않는 자세

선 자세가 나쁜 사람은 예외 없이 앉은 자세도 나쁘다. 그리고 서 있을 때의 나쁜 자세보다 앉아 있을 때의 나쁜 자세가 근육에 더 큰 부담을 준다.

의자에 앉으면 몸의 중심이 뒤쪽으로 이동하게 된다. 그래서 서는 동작보다 앉는 동작에 부담이 가중된다. 의자에 앉으면 서 있을 때보다 등근육에 3배의 힘이 가해진다. 따라서 앉아 있는 것보다 서 있을 때 신체가 느끼는 부담이 적고 근육이 타격도 덜 받는다.

앉아 있을 때 근육에 미치는 부담을 줄이려면 자세가 중요하다. 의자에 앉을 때는 등을 펴고, 고관절의 위치보다 무릎이 아래에 오게 하며, 발바닥 전체를 바닥에 붙인다.

앉을 때도 설 때와 마찬가지로 대둔근을 의식하면 등이 저절로 펴진다. 대둔근을 의식한다는 점에서는 같지만, 서 있을 때는 대둔근에 대한 의식을 등근육과 하지근에 전달해 균형을 유지한다. 그리고 앉았을 때는 대둔근을 의식하면서 등근육을 들어 올리듯이 한다.

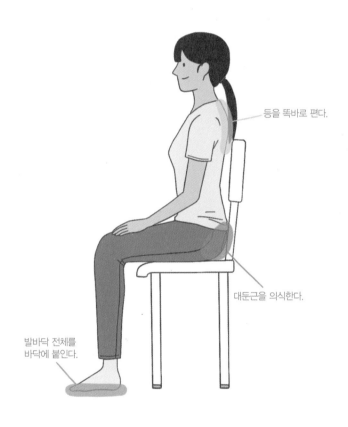

등을 똑바로 편다.

대둔근을 의식한다.

발바닥 전체를
바닥에 붙인다.

좋은 자세를 유지하는 데에는 의자의 형태도 중요하다. 일상생활에는 '궁둥이가 닿는 면이 뒤쪽으로 내려가 있는 의자'가 적합하다. 거기에 살짝 걸터앉으면 좋은 자세를 유지할 수 있다. 단, 장시간 작업할 때는 '앉는 부분이 앞으로 기울어진 의자'가 더 적당하다. 책상 위를 향한 자세로 장시간 작업을 하면 중심이 앞으로 가지만, 앉는 부분이 앞으로 기울어져 있으면 앞으로 쏠린 중심을 잘 떠받쳐줘서 등이 받는 부담이 적어진다.

장시간 의자에 앉아 있어야 한다면, 수축된 등을 펴주기 위해 중간에 틈틈이 일어나 몸을 움직인다.

아주 간단해 보여도 실천하기는 어렵다고 느껴질 수도 있다. 하지만 앉아서 일할 때 몇 번만 일어나 몸을 움직여줘도 요통이나 어깨결림을 예방할 수 있다.

# 올바른 걷기 자세로 근육 만들기

## 조금만 걸어도 피곤한 이유

걸으면 금세 피곤해져서 걷는 것이 고역인 사람과 아무리 오래 걸어도 지치지 않는 사람이 있다. 이들의 차이는 무엇일까? 정답은 걷는 자세가 좋은가 나쁜가 하는 점이다.

인간의 활동 중에서 가장 중요한 행위는 두 다리로 똑바로 서는 동작, 그리고 선 자세로 전진하는 걷기 동작이다.

이처럼 서고 걷는 동작은 일상생활의 중심임에도 자동차와 가전제품의 보급으로 점점 간과되고 있다. 걷기 외의 수단을 통해 목적지에 도달할 수 있게 되면서, 최소한의 걷기만으로 생활하는 사람이 많아졌다. 생활 속에서 걷는 일이 확 줄어든 것이다.

앞서 언급했듯이 근육은 사용하지 않으면 힘이 약해지기 마련이다. 오늘날처럼 걷기를 등한시한다면 걷는 데 쓰이는 많은 근육이 약해질 수밖에 없다. 그러다 보면 인간은 언젠가 똑바로 서고 바르게 걸을 수 없게 될지도 모른다. 현대인들이 걸으면 피로를 느끼는 배경에는 걸을 기회가 줄어들어 걷기 능력이 저하됐다는 공통점이 존재한다.

그렇다면 걷기 위해 사용되는 근육의 수는 어느 정도나 될까?

걷는 행위에는 전신의 근육이 사용되며, 걸을 때는 전신 근육의 3분의 2가 추진력으로 쓰인다. 전신의 근육이 400개이므로 약 260개의 근육이 걸을 때마다 쓰이는 셈이다. 아울러 두 발로 걷는 행위를 할 때는 몸을 지탱하고 균형을 맞추는 데에도 근육이 사용된다. 걷기만큼 많은 근육이 필요한 생활 속 동작도 없을 것이다.

방금도 확인했듯이, 걷기를 할 때는 전신의 근육을 효과적으로 사용하게 된다. 원래 인간은 걸을 때 많은 에너지를 소비하지 않게 되어 있다. 만일 전력 질주나 육체노동처럼 걸을 때마다 많은 에너지를 소비해야 한다면 어떤 일이 일어났겠는가. 일상적인 활동 범위가 좁아져 인류는 오래전에 지구상에서 사라졌을지도 모른다.

걷기는 전신 근육을 균형 있게 사용함으로써 에너지를 적게 소비하면서도 움직일 수 있는 효율적인 운동이자, 쉽게 지치지 않는 운동이다. 얼마 걷지 못하고 금방 지치는 사람은 신체 어딘가의 근육이 항상성을 잃어 좋지 않은 상태가 되었기 때문이다. 또 걷기와 관련된 수많은 근육 중 에너지 효율이 나쁜 근육이 여럿 있다는 뜻이다. 걸으면 금방 지친다는 것은 근력이 저하되었음을 보여주는 가장 확실한 신호다.

## 왜 나이가 들수록 걷는 게 힘들까

보행 능력을 떨어뜨리는 근육 상태에는 크게 네 가지가 있다.

## ● 보행과 관련된 근육군의 약화

원래 걷는다는 것은 인간을 목적지로 다가가게 하는 행위다. 인간의 신체 한가운데를 중심重心이라고 한다. 이 중심의 위치는 배꼽 아래 골반 한가운데쯤이다. 신체를 전후, 좌우, 상하로 이등분하는 선이 교차하는 곳에 있다. 인간을 목적지로 다가가게 한다는 것은 곧 이 중심 부분을 목적지를 향해 나아가게 한다는 뜻이다.

중심을 앞으로 가게 할 수 있는 근육은 엉덩이근육인 대둔근, 다리근육인 넙치근과 햄스트링이다. 또 한쪽 다리에서 앞으로 중심을 옮기는 동작을 할 때는 반대쪽 다리를 똑바로 세운 채 지탱해주어야 한다. 이때 대둔근과 함께 다리근육인 내전근과 대퇴사두근이 자주 사용된다. 그것으로 끝이 아니다. 등에 있는 항중력근인 척주기립근과 고관절에 있는 장요근이 상반신을 떠받쳐주고, 한쪽 다리에서 다른 쪽 다리로 중심을 이동할 때는 엉덩이근육인 중둔근이 지지해준다. 이처럼 보행에는 실로 많은 근육이 관여한다.

이들 근육은 몸을 움직이지 않으면 점점 쇠퇴해진다. 그러면 걸을 때 중심을 이동하는 등의 작업이 원활히 이뤄지지 못해 걸음이 부자연스러워진다. 그런 증상을 내버려 둘수록, 걸으면 피곤해지는 상황이 더 심해진다.

## ● 나쁜 자세가 만들어내는 악순환

중심을 앞으로 나아가게 하는 근육인 대둔근이나 넙치근에 대해 설명했는데, 이들 근육은 속근과 지근 중에서도 지속성이 있고 금방 지치지 않는 지근의 비율이 높다. 대둔근은 지근의 비율이 높으며, 넙치근은 실제로 80퍼센트가 지근으로 구성되어 있다. 참고로, 넙치근과 함께 아킬레스건에 붙어 있는 비복근은 지근과 속근의 비율이 반반이다.

중심을 앞으로 이동시킬 수 있는 근육으로는 햄스트링이 있다. 햄스트링은 대둔근이나 넙치근에 비하면 속근의 비율이 높아서 빠르게 걷거나 달릴 때 주로 쓰인다. 햄스트링을 쓰면, 달리는 동작을 취할 때처럼 중심이 몸의 앞쪽으로 쏠리고 주로 무릎이 구부러진다. 이는 대둔근이나 넙치근이 몸 뒤쪽에서 중심을 밀어내는 데 비해, 햄스트링은 앞에서부터 중심을 끌어당기기 때문이다.

큰 보폭으로 무릎을 구부리고 등을 구부정하게 하면서 걷는 자세를 나쁜 자세라고 한다. 이런 자세로 걸으면 빨리 걷지 않아도 햄스트링 중심으로 근육을 사용하게 되고, 넙치근 대신에 그보다 지근이 적은 비복근도 쓰게 된다.

즉 걷는 자세가 나쁘면, 원래는 지근을 많이 사용하며 걸어야 하는데 속근을 위주로 걷게 되는 것이다. 그러면 똑같은 거리, 똑같은 시간을 걸어도 무릎을 펴고 등을 똑바로 세워 바른 자세로 걷는 사람보다 일찍 지치게 된다.

앞서도 강조했듯이 나쁜 자세로 걸으면 속근을 사용하게 되고, 피로해지니까 걷지 않게 된다. 걷지 않으니까 원래 걸을 때 쓰이는 대둔근이나 넙치근을 점점 더 사용하지 않게 되어 근육이 약해지는 악순환에 빠진다.

큰 보폭으로 무릎을 구부리고 등을 구부정하게 하고 걷는 나쁜 자세는, 흔히 중년 이후부터 시작된다. 따라서 중년 단계에서 나쁘게 걷는 자세를 개선하느냐 못 하느냐가 앞으로 보행 능력을 오래 유지할 수 있느냐 아니냐를 결정짓는다고 할 수 있다.

● **일상적인 보행 부족**

자세와 관련해서 발바닥 아치 부분의 중요성은 이미 설명했다. 한 가지 측면을 더 이야기하자면, 인간이 두 발로 걷도록 진화하는 데 크게 관여한 것이 발바닥의 아치라는 점이다.

발바닥의 아치가 올라가 있으면, 중심이 수월히 이동할 수 있도록 보조하거나 바깥으로 차내는 힘을 전달하여 안정된 자세로 활발하게 움직일 수 있다. 옛날 나막신이나 짚신을 신던 시절에는 발가락을 벌려가며 발가락을 이용해서 걸었기 때문에, 당시 사람들의 발바닥 아치 부분은 완벽하게 올라가 있었다.

구두를 신게 된 이후부터는 굳이 발가락을 이용하지 않고도 걸을 수 있으니 다들 편한 길을 택했고, 결국 아치 부분이 내려앉아 바르게 걸을 수 없는 상태로 변해가고 있다. 또 발바닥 아치를 들어 올리는 정강이근육인 장비골근과 후경골근이 노화와 걷기 부족으로 약해져, 올라가 있던 아치가 중년을 경계로 내려앉기 시작한다. 옛날에는 아치 부분이 내려앉은 평발인 사람은 군대에서 받아주지도 않았다. 그 정도로 아치 부분의 모양과 체력 간에는 밀접한 관계가 있다.

오래 걸어도 잘 지치지 않는 사람은 다음과 같은 선순환을 이어간다.

'엉덩이나 장딴지 근육을 바르게 사용해 걷고, 또 중심 이동이 원활히 이루어지므로 피곤함을 쉽게 느끼지 않는다. → 걸어도 쉽게 피곤함을 느끼지 않으므로 많이 걷는다. → 많이 걸으면 엉덩이나 장딴지 근육과 아치 부분을 들어 올려주는 근육도 사용하게 되므로 자연히 발바닥의 아치 부분이 올라간다. → 그래서 많이 걸어도 피곤함을 못 느낀다.'

## ● 부자연스러운 걸음걸이

걸을 때는 당연히 팔을 앞뒤로 흔들게 마련이다. 걸을 때 지면을 찬 뒷발이 앞으로 이동하는 것은 중심을 뒤로 되돌리는 행위지만, 앞으로 나아가기 위해 그 움직임을 없애는 행위이기도 하다. 즉 허리부터 위쪽은 허리부터 아래쪽과 반대 방향으로 비틀어져 움직이게 되고, 이 비틀어짐과 연동되어 걸을 때 팔을 흔드는 동작이 생긴다.

그런 메커니즘으로 걸음을 걸을 때 팔이 저절로 흔들리는 것이다. 따라서 일부러 의식하고 팔을 크게 흔들지 않아도 된다. 팔을 부자연스럽게 흔들려 하거나 팔의 자연스러운 움직임을 무리하게 억제하면서 걸으면 금방 지치고 만다.

허리가 아플 때 보조기구로 코르셋을 사용한 적이 있다면 그때를 한번 떠올려보자. 코르셋을 착용하면 요추를 고정해주므로 요통을 치료하는 데 효과적이다. 그러나 코르셋을 착용한 채로 걸으면 상반신과 하반신의 자연스러운 움직임이 제약을 받게 된다. 예컨대 추간판 탈출증 예방을 위해 코르셋을 착용한 환자가 보행 훈련을 하면, 부자연스럽게 팔을 흔들거나 필요 이상으로 팔을 크게 흔들며 걷게 된다. 그런 식으로 걷다 보면 견갑골부터 등 부위가 스트레스를 받고 결국에는 통증을 느끼게 된다. 환자 자신은 추간판 탈출증이 재발한 것이 아닌가 걱정하겠지만, 단순히 팔을 무리하게 흔들어서 생긴 증상일 뿐이다. 팔을 과도하게 흔들지 않도록 다시 보행 훈련을 받으면 통증은 사라진다.

걸을 때 팔을 부자연스럽게 흔드는 행동은 코르셋을 착용한 환자와 똑같은 상태라 볼 수 있다. 걸을 때 중심 이동이 원활하지 못하다는 뜻이다. 그러면 걷기에 방해가 되며, 나아가서는 통증의 원인이 되기도 한다.

## 지치지 않고 오래 걷는 방법

걸으면 금방 지치는 악순환에서 벗어나려면 일단 바르게 걷는 방법을 이해하여 몸에 익혀야 한다.

먼저 앞서 소개한 바르게 서는 자세를 따라 해본다. 즉, 귀 뒤에서 어깨를 지나 복사뼈까지가 일직선이 되도록 서는 것이다. 거기서부터 중심을 이동시키는 걷기 방법이 시작된다. 바르게 걷기 위해서는 발뒤꿈치부터 지면에 붙이고 발뒤꿈치, 발바닥의 바깥쪽, 엄지발가락 아래의 불룩한 부분 순으로 체중을 이동시킨 다음, 엄지발가락 끝으로 지면을 차면서 앞으로 나아간다. 이때 체중을 받치고 있는 무릎은 항상 쫙 편 상태를 유지한다.

교과서적인 설명이라 이를 하나씩 신체 동작에 반영하는 것이 어려울 수도 있다. 이 동작을 좀더 간단히 실천하려면, 앞발은 발뒤꿈치부터 붙이고 뒷발은 엄지발가락으로 확실하게 차내면 된다. 발뒤꿈치를 꼭 붙이고 엄지발가락으로 바닥을 찬다면 대체로 올바른 걷기법이다.

발뒤꿈치부터 붙이고 중심을 이동시키면 무릎이 저절로 펴지고, 쉽게 지치지 않고 걸을 수 있다. 이는 발바닥의 엄지발가락 주변에 대부분 분포하는 메카노리셉터 mechanoreceptor 가 자극을 받아 수많은 근육의 활동성이 상승하기 때문이다. 메카노리셉터는 뇌에 자극을 전달하는 감각 센서로 몸 전체에 분포한다. 발바닥에서는 주로 엄지발가락 주변에 분포해 바르게 운동할 수 있도록 도와

## 올바르게 걷는 법

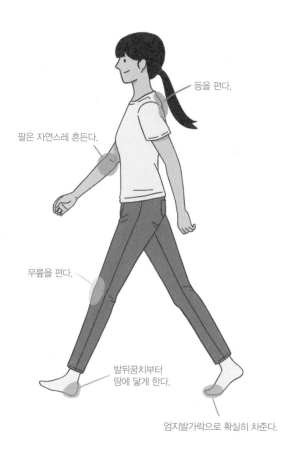

등을 편다.

팔은 자연스레 흔든다.

무릎을 편다.

발뒤꿈치부터
땅에 닿게 한다.

엄지발가락으로 확실히 차준다.

준다.

'의식적으로 발뒤꿈치부터 지면에 대고, 엄지발가락 끝으로 확실히 차면서 걷는다.'

이것이 지치시 않고 바르게 걷는 비결이다.

## 중년 이후에 생기는 잘못된 걷기법

앞서 제시한 올바른 걷기법과 비교하지 않더라도, 자신의 걷기 자세가 잘못되었다는 사실을 어렴풋이나마 알고 있는 사람도 많을 것이다.

걸음을 걸을 때는 수많은 근육이 사용되며 그 근육들은 걸을 때의 버릇, 걷는 속도, 신는 신발에 따라 달라진다. 그러므로 어딘가에서 하나만 잘못되어도 틀린 걷기법이 되고 만다.

중년 이후에 주로 생기는 잘못된 걷기법에는 크게 다음의 세 가지가 있다.

- 무릎을 구부린 채로 걷기
- 상체를 좌우로 크게 흔들며 걷기
- 필요 이상으로 발을 들어 올리며 걷기

자신이 평소 걷는 방식이 여기에 해당한다면 원인을 먼저 이해해야 한다. 그러면 걷는 법을 기초로 어느 근육이 약해져 있는지를 알아낼 수 있다.

첫째, 무릎을 구부린 채로 걷는 사람은 일단 앞으로 구부정하게 서 있는 자세에서 출발했을 것이다. 또 걸을 때의 보폭이 너무 커도 무릎이 구부러진다. 무리하게 보폭을 벌리면 다리를 의식적으로 앞으로 내밀게 된다. 그래서 바닥을 차는 반동으로 다리를 내밀지도 못하고, 뒤꿈치부터 착지하지도 못하게 되어 저절로 무릎이 구부러진다. 또 걸을 때 팔을 심하게 흔들어도 달리기에 가까운 운동 자세가 되기 때문에 무릎을 구부린 채 걷게 된다.

둘째, 상체를 좌우로 크게 흔들면서 걷는 가장 큰 이유는 노화와 운동 부족으로 대둔근이 약해졌기 때문이다. 대둔근이 약해지면 중심 이동이 원활하게 이루어지지 않는다. 대둔근 대신에 엉덩이 안쪽에서 골반을 비트는 근육인 이상근이 작용하여 상반신과 하반신이 함께 움직이기 때문에 어깨를 흔들듯이 걷게 되는 것이다. 특히 변형성 무릎관절증인 사람은 골반을 흔들지 않고 상반신을 흔들며 걷기 때문에 이와 같은 걷기 자세가 되기 쉽다. 또한 이상근이 스트레스를 받아 짧아지면 O자 다리로 이어지기도 한다.

셋째, 필요 이상으로 발을 들어 올리며 걷는 사람은 일단 뭔가에 걸려 넘어지기 쉽다. 자신은 절대 발을 높이 올릴 생각이 없음에도 엄지발가락으로 지면을 확실히 차지 않고 발바닥으로 지면을 누르려고 하기 때문에, 결과적으로 발을 높이 들어 올리게 된다. 이러한 걷기 자세는 앞으로 나아갈 때 넙치근을 사용하지 않고 장딴지 위쪽의 비복근을 사용하게 되므로 넘어지기 쉽다. 게다가 발을 들어 올릴 때는 대요근을 이용하므로 상체가 앞으로 구부정해져서 넘어지기 쉽다.

## 구부정한 상체를 세우는 뒤로 걷기

지금까지 살펴봤듯이 중·노년층에서 눈에 띄는 잘못된 걷기법은 원활하지 못한 중심 이동과 큰 관련이 있다.

그렇지만 이제까지 무의식적으로 해왔던 보행 시의 중심 이동을 조정하기란 쉬운 일이 아니다. 이때 유용한 방법이 '뒤로 걷기 트레이닝'이다.

걸으면서 중심을 이동하는 동작을 할 때는 대둔근과 넙치근을 단련하는 것이 중요하므로 앞서 소개한 근력 트레이닝을 하면 좋다. 뒤로 걷기 트레이닝도 대둔근과 넙치근을 단련하는 데 매우 효율적이다. 뒤로 걷기를 통해 두 근육이 단련되면 중심 이동이 원활해져, 무릎이 펴진 자세로 바르게 걸을 수 있다.

평소 걸을 때는 한쪽 발의 뒤꿈치부터 붙이고 다른 발의 엄지발가락으로 지면을 차는데, 뒤로 걷기는 그 반대로 한다. 즉 엄지발가락을 지면에 붙이는 것부터 시작한다. 그 때문에 뒤로 걷기를 하면 앞으로 걸을 때보다 대둔근과 넙치근을 약 6배나 더 사용하게 된다. 트레이닝의 효과가 매우 크다고 말한 것도 바로 이 때문이다.

뒤로 걷기 트레이닝은 효과가 비교적 빨리 나타난다. 예전에 한

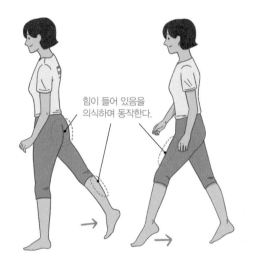

힘이 들어 있음을
의식하며 동작한다.

보폭을 크게 해서 다리를 뒤로 당기고, 무릎을 편 채 뒤로 걷는다. 발끝부터 착지하고 엄지발가락으로 지면을 차며 뒤로 걷는다. 허벅지, 엉덩이에 힘이 들어 있음을 의식하며 천천히 체중을 이동한다.

신발을 신어도 좋고 맨발이라도 관계없다. 1회에 1분 정도씩 하루에 10회 정도 한다. 뒤로 걷기 트레이닝을 꾸준히 하면 힙업과 O자 다리 교정 효과도 있다.

잡지의 '걷는 방법 레슨'이라는 코너를 통해 한 수필가에게 이 방법을 알려준 적이 있다. 본인도 인정할 정도로 그녀의 자세는 상체가 앞으로 기울어 구부정했고, 걸을 때도 무릎을 굽힌 채로 걸었다. 그런데 2~3회 정도 뒤로 걷기를 한 후 다시 걸어보게 했더니 그 자리에서 무릎을 펴고 바른 자세로 걷는 것이었다.

이처럼 뒤로 걷기 트레이닝은 좀처럼 개선하지 못했던 나쁜 걷기 습관을 저절로 교정해준다. 물론 이 트레이닝은 한 번 하고 끝내는 것이 아니라, 적어도 한 달 동안은 매일 계속해야 한다.

## 하루에 1만 보를 걸어야 할까

걷기를 통해 근육이 강화되면 다른 근육에 미치는 파급 효과도 커서 온몸의 혈액 순환이 좋아지고 신진대사가 촉진된다. 걷기는 현대인의 걷기 부족을 보충하는 유산소 운동의 핵심으로 꼽히고 있다. 많은 이들이 하루에 1만 보를 걸어야 한다고 하는데, 과연 그럴 필요가 있을까?

일본 후생노동성이 발표한 2002년 국민영양조사 결과를 보면, 70세 이상에서 걸음 수가 급격히 줄어든다. 60대까지는 큰 변화가 없기 때문에 이 나이까지는 의외로 많이 걷는다고 생각할지도 모르겠다. 그러나 이는 어디까지나 평균값이다. 각각의 나잇대에서는 걷기 붐에 편승해 하루에 1만 5000보나 걷는 사람이 있는가 하면, 4000보 정도만 걷는 사람도 상당수 있다. 걷기 붐으로 인한

〈나이별로 본 일본인의 하루 걸음 수〉

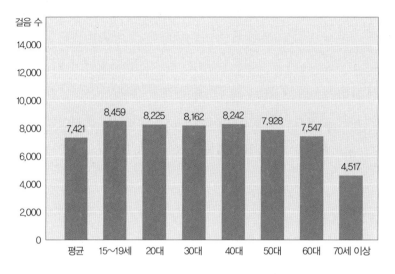

출처 : 2002년 국민영양조사(일본 후생노동성)

상승효과에 불과한 셈이다.

이와 같은 상태에서 4000보 걷던 사람이 갑자기 하루 1만 보를 목표로 하면, 무리한 운동량으로 신체에 부담이 가중되어 관절통 등을 앓게 되기도 한다.

걷기 운동을 시작하자마자 무릎을 다쳐 정형외과에 찾아온 환자 대부분이 이런 사람들이다. 열정만으로 무리하게 장거리를 걷거나 숙박까지 하면서 장거리 트레킹에 나섰던 사람들이다. 이들은 매일 목표 거리를 설정하여 무리하게 걸었고, 또 걸은 후에 정리 운동을 충분히 하지 않아 무릎을 다친 것이다.

참고로, 하루의 목표 걸음 수가 1만 보가 된 것은 건강을 위해서는 신체 운동으로 하루에 300칼로리를 소비해야 한다는 한 기사가 발단이었다. 그 300칼로리에 상당하는 신체 운동을 걸음 수로 산출했더니 1만 보라는 숫자가 나왔을 뿐이다. 그러니 근거가 부족한 1만 보 걷기에 너무 얽매일 필요는 없다.

걸음 수나 자세에 연연하며 걷기 운동을 하다가 무릎이나 허리를 다친 환자도 적지 않다. 다음 사례를 보자.

### 걷기 장애를 이겨낸 50세 남성

다이어트를 겸해 주말에 걷기 운동을 시작한 50세 남성은 텔레비전이나 잡지에서 본 걷기 운동의 자세를 그대로 따라 하려고 보폭을 크게 해서 걷는 데 치중했다. 그러는 사이에 무릎과 허리에 통증이 나타났다. 같이 운동하는 동료에게 이야기했더니 "처음 시작하면 누구나 경험하는 근육통이죠. 계속하다 보면 낫습니다"라고 하더란다. 하지만 시간이 지나도 통증은 사라지지 않았고, 결국엔 평소에 걷는 것도 힘들어져 우리 병원을 찾아왔다.

이 남성이 원래 어떤 자세로 걸었는지는 모르겠지만, 무리하게 큰 보폭으로 걸었던 점이 역효과를 낸 것만은 확실하다. 그는 발뒤꿈치로 정확히 착지하지 못해 무릎이 구부러졌다. 그 상태로 걷기를 계속하다가 결국 무릎통증이 발생한 것이다. 게다가 아픈 무릎을 커버하며 걷느라 허리를 많이 사용한 탓에 요통까지 발생했다.

나는 걷기 운동을 당장 그만두게 하고, 평소 걸을 때 엄지발가락으로 확실히 지면을 차면서 발뒤꿈치부터 착지하는 바른 걷기법을 알려주었다. 또 무릎과 허리의 염증이 나은 후에는 '뒤로 걷기 트레이닝'을 하게 했다. 그 결과 무릎이 펴지고 바른 자세로 걸을 수 있도록 개선되었다.

걷기 운동을 할 때는 걸음 수나 거리, 자세 등에 얽매이기보다 전신의 근육을 골고루 사용한다는 점이 중요하다. 걸음 수 등의 숫자를 목표로 삼을 필요는 없으며, 걸은 후에 살짝 땀이 날 정도면 딱 적당하다.

## 어린이들에게 급증하는 발가락 변형

최근 어린이들에게 발가락이 바닥에 닿지 않는 발가락 변형이 많이 생기고 있다. 요즘 어린이들의 걷기 부족을 증명하는 현상이다. 이런 발가락 변형 증세는 30년 전의 아이들에게는 거의 없었다. 발가락 중에서도 특히 넷째와 새끼발가락이 일어섰을 때 바닥에 붙지 않는다. 자가 진단을 하고 싶은 사람은 발바닥에 물감을 칠하고 종이에 올라가 발 도장을 찍어보면 된다.

이런 발가락 변형 상태로 걷고 서는 동작을 계속하면 발의 안쪽 근육보다 바깥쪽 근육이 더 많이 쓰여 지근보다 속근을 더 많이 사용하게 된다. 이는 발바닥이 평평하고 중앙의 아치 부분이 없는 평발을 만들어 구부정한 자세나 무릎 장애를 부른다. 상태가 악화되면 오래 서거나 걷지 못하게 되기도 한다.

제대로 걷지 못하는 초등학생, 지하철에 타자마자 바로 자리 잡고 앉는 중고생 대부분이 아마도 이런 발가락 변형 증세를 보일 것이다. 발바닥의 아치 부분이 내려앉는 증상이 이미 어린 시절부터 시작된 것이다.

해마다 이런 아이들이 증가하는 원인으로는 걷기 부족과 신발의 문제를 들 수 있다. 어린아이의 발에 관한 어느 보고서에 따르면, 맨발 교육을 하는 한 유치원에서 10년 전까지는 전혀 보이지 않던 평발을 가진 아이들이 최근 들어 급증했다고 한다. 만일 신발이 원인이라면 맨발 교육을 통해 호전되어야 했겠지만 그러지 않았던 것이다.

상황이 그러하니 보행 부족이 원인이라고 할 수 있다. 실제로 맨발 교육을 하고 있는 이 유치원에서는 걸어서 통원하는 어린이보다 통원 버스를 이용하는 어린이의 비율이 높다고 한다.

계속 급증하는 발가락 변형을 예방하기 위해서는 아이들이 평소 충분히 걸을 수 있게 해야 한다. 그리고 '똑바로 서기'와 '정확하게 걷기'도 제대로 가르쳐야 한다. '발끝으로 서기'나 '뒤로 걷기' 등을 반복하는 것도 발가락 변형을 개선하는 데 효과적이다.

## 발가락 변형을 겪은 15세 소년

전통연극의 후계자인 열다섯 살 소년이 정좌 자세가 되지 않는다며 우리 병원을 찾아왔다. 정좌 자세는 전통연극에서 빠질 수 없는 예법으로, 이 소년은 정좌를 하면 무릎관절이 아파서 도저히 할 수 없었다고 한다. 검사 결과 무릎관절에는 이상이 없었고, 발가락 변형이라는 진단이 나왔다. 발가락 변형 탓에 바른 자세로 걸을 수 없었기 때문에 무릎이 부담을 받아 통증이 생겼던 것이다.

이 소년은 '발끝으로 서기'와 '뒤로 걷기'를 지도받으며 꾸준히 스트레칭을 했고, 한 달 후부터는 증세가 차차 호전되기 시작했다. 계속 트레이닝을 한 결과 정좌 자세가 가능해졌음은 물론, 걸을 때도 바른 자세로 걷게 되었다. 또 발끝으로 서기와 뒤로 걷기는 바른 자세로 운동을 할 수 있도록 도와주는 감각 센서인 메카노리셉터를 자극해 신체 운동 능력을 향상시키는 데도 도움이 되었다.

이 환자는 어른이 되기 전에 발가락 변형 증상이 개선되었지만, 실제로는 발가락이 변형된 채로 어른이 되는 아이들이 더 많다. 그와 같은 아이들이 자신의 발로 몇 살까지 건강하게 걸을 수 있을지, 교육 관계자들도 우려의 목소리를 내고 있다.

## 지팡이는 세 번째 발이다

걷다 보면 넘어질 때가 있다. 특히 고령자는 한번 넘어지면 그대로 누워 거동도 못 하게 될 수 있다는 두려움이 크며, 그 때문에 걷지 않으려 하기도 한다.

예전에 한 기관에서 고령자가 넘어졌을 때의 상황을 조사한 적이 있는데, 가장 많이 나온 응답이 '평소처럼 걷다가'였다. '바닥이 고르지 못한 곳을 걷다가' 또는 '빠른 속도로 걷다가'가 아니라 평소처럼 걷고 있을 때 넘어졌다는 것이다.

고령이 되면 근력이 떨어져 허리가 활처럼 휘고 무릎이 구부러져 걷기가 괴로워진다. 그래서 잘 걷지 않으려 하므로 걸을 기회가 줄어들고, 결과적으로 걷기 위해 필요한 근력이 점차 저하되어

〈고령자가 넘어졌을 때의 상황〉

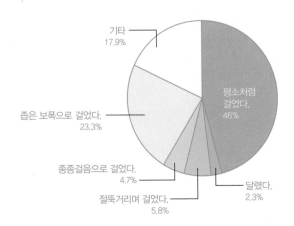

기타
17.9%

평소처럼
걸었다.
46%

좁은 보폭으로 걸었다.
23.3%

종종걸음으로 걸었다.
4.7%

절뚝거리며 걸었다.
5.8%

달렸다.
2.3%

일상생활에서도 쉽게 넘어진다.

따라서 걸을 기회를 줄이지 않기 위해서라도, 근력이 부족해 걷기 힘들다면 지팡이를 사용하길 권한다. 넘어져서 골절상을 입은 다음에 지팡이가 필요할 때 짚는 것이 아니라, 그 전에 미리부터 지팡이를 짚어서 넘어지는 사태를 예방하자는 것이다.

흔히 지팡이를 짚고 다니면 다리근육이 약해지는 건 아닐까 걱정하는데 사실은 그렇지 않다. 지팡이는 구부정한 등을 펴주는 역할을 한다. 그리고 통증이 있을 땐 다리가 받을 부담을 팔로 분산시켜서 통증을 줄이고 통증 부위를 안정시키는 효과도 있다.

이렇게 미리 지팡이를 짚으면 척주기립근과 복근이 약해지는 속도나 허리가 굽는 속도를 늦춰준다. 그렇게 번 시간을 근력 트레이닝에 쏟으면 오랫동안 자기 발로 걸을 수 있다.

이는 고령자에게만 해당하는 얘기가 아니다. 40~50대인 사람도 무릎통증이나 요통이 있어 걷기 힘들다면 지팡이를 짚고 걷길 권한다. 그렇게라도 계속 걸어야 걷기 능력이 떨어지는 것을 막을 수 있다.

전후 일본 정치의 방향을 제시한 요시다 시게루吉田茂 전 수상의 트레이드마크는 시가와 지팡이였다. 그에게는 영국 신사풍인 지팡이가 잘 어울렸다. 그래서인지 만년까지 등이 꼿꼿했으며, 오랫동안 자신의 발로 걸어 다녔다. 요시다 전 수상은 걷기가 힘들어서 어쩔 수 없이 지팡이를 든 것이 아니라 호신용으로 들게 되었다는 설도 있다. 어쨌든 미리 지팡이를 짚음으로써 오랫동안 무릎이 굽지 않고 등도 꼿꼿이 편 채로 걸을 수 있었던 것이다.

이처럼 계속해서 지팡이를 짚고 걸으면 보행에 필요한 엉덩이나 다리근육의 노화 속도가 늦춰진다. 요시다 전 수상은 89세에 세상을 떠났는데, 당시의 남성으로는 장수한 편이다. 전후 혼란기의 수상이라는 중책을 고려할 때 더욱 그렇다. 지팡이를 이용해 오랫동안 유지할 수 있었던 걷기 능력이 그가 장수하는 데 보탬이 됐다고 할 수 있다.

지팡이를 사용하면 노인처럼 보여서 싫다고 하기보다, 지팡이를 제3의 발로 생각하여 일찍부터 이용해보는 것도 좋은 방법이다.

## 발이 편한 신발 고르는 법

걷기 위한 도구인 신발. 자기 발에 맞지 않는 신발을 신으면, 당연히 걷는 데 방해가 된다. 잘 걷기 위해서는 자기 발에 맞는 신발을 신어야 한다. 발에 맞지 않는 신발을 신으면 쉽게 지치고, 신고 있을수록 통증까지 발생하는 상황에 이른다. 맞지 않는 신발 때문에 문제가 생기면, 이를 커버하기 위해 걷는 자세가 나빠져 변형성 무릎관절증 등을 일으키기도 한다.

### ● 폭이 너무 넓으면 안 된다

예를 들어 발의 폭이 넓은 신발을 신고 걸으면 금방 지치고, 무지외반증에 걸리기 쉽다. 자기 발의 폭보다 넓은 신발을 신으면 걸을 때마다 신발 속에서 발이 앞으로 미끄러진다. 그러면 발가락 끝이 신발 끝에 닿아 엄지발가락이 심하게 휘는 무지외반증이 생기기 쉽다. 지금까지는 뒤축이 높고 발끝이 뾰족한 구두가 무지외반증의 범인이라고 알려졌지만, 그보다는 폭이 넓은 신발이 더 큰 영향을 끼친다고 한다. 하이힐이나 끝이 뾰족한 신발을 신을 일이 거의 없는 중·노년층에서 무지외반증 환자가 급증한다는 사실이 이를 증명한다.

아무리 신발 사이즈가 맞아도 발의 폭이 맞지 않으면 걷는 데 방해만 되므로, 폭과 사이즈로 신발을 선택하는 습관을 들여야 한다.


### ● 중심 이동이 편해야 한다

걸을 때 중심 이동을 원활하게 하려면, 토브레이크 toe break 나 생크 shank (발바닥을 지지하도록 신발 밑창에 댄 부분-옮긴이)와 같은 신발의 요소도 중요하다.

토브레이크는 발돋움해서 섰을 때 구부러지는 부분을 뜻하는 신발 관련 전문용어로, 지면을 차는 발동작에 맞춰 토브레이크 지점에서 신발이 부드럽게 휘어져야 중심 이동이 쉽고 걷기도 편하다.

중심 이동을 쉽게 하기 위해서는 신발의 뒤꿈치 부분이 발을 꽉 감쌀 정도로 적당히 딱딱해야 하고, 바닥을 차는 동작을 보조하기 위해 신발 밑창도 적절하게 딱딱하고 탄력이 있어야 한다. 신발 안에서 발가락을 움직일 수 있을 만큼 약간 여유도 있어야 한다.

요즘 가벼운 신발을 좋은 신발이라고 내세우기도 한다. 그런데 경량화를 위해 신발 바닥에 생크라는 강철을 대지 않으면 중심을 제대로 이동하기가 어렵다. 발바닥 중앙의 움푹 들어간 곳이 걸을 때마다 구부러지기 때문이다. 생크는 체중을 지탱하고 발바닥 중앙의 팬 부분을 보호해주며, 바닥을 찰 때 보조하는 중요한 역할을 한다. 그러므로 가볍게 만들기 위해 생크를 넣지 않은 신발이라면 좀더 고민해보기 바란다. 걷기에 적합한 신발은 아니다.

신발을 고를 때는 지금까지 말한 내용을 확인해서 걷기 능력을 키우는 데 도움이 되는 것으로 선택하자.

〈생크, 토브레이크〉

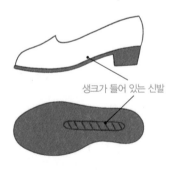

생크가 들어 있는 신발

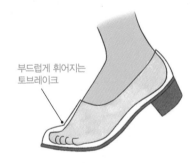

부드럽게 휘어지는
토브레이크

- 부드럽게 휘어지는 토브레이크
- 적당하게 단단한 발뒤꿈치
- 적당하게 단단하고 탄력이 있는 밑창
- 발가락이 움직일 만한 여유 공간

## 굽이 높다고 모두 나쁜 신발은 아니다

앞에서도 언급했듯이, 하이힐을 신으면 무지외반증에 걸리기 쉽다고 알려져 있다. 그런데 농촌의 남성 고령자들에게도 매우 높은 확률로 무지외반증이 발견된다. 설마 그분들이 밤마다 여장에 하이힐을 즐길 리는 없을 테고, 특수한 신발을 신고 농사를 짓는다는 소리도 들어본 적이 없다. 평범한 장화를 신고 농사일을 할 뿐이다.

문제는 이 장화와 고령자 특유의 구부정한 자세에 있었다.

사람의 자세와 중심 이동 간에는 밀접한 관계가 있어서, 상체가 구부정해질수록 중심이 전방으로 이동해간다. 중심이 이동하는 데 따라 발 역시 중앙부에서 앞쪽으로 이동해가는 것이다. 그 결과 발가락 사이가 벌어지는 형태로 발이 변형된다. 특히 장화는 발을 고정하는 기능을 거의 하지 않기 때문에, 신고 있으면 발 전체가 앞으로 미끄러져 간다. 그러면 발가락이 벌어진 상태가 장시간 지속되고, 계속 되풀이되는 동안 엄지발가락이 극단적으로 안쪽으로 휘어져 무지외반증에 걸린다. 즉, 하이힐을 신지 않아도 무지외반증에 걸릴 수 있다.

참고로 일본의 역학 조사 결과 등에 따르면, 무지외반증 발생률과 하이힐을 신은 시간 사이에는 기존에 알려져 있던 만큼의 상관관계가 없다는 사실이 밝혀지기도 했다. 하이힐이라도 앞으로 미끄러지지 않도록 발등 부분이 제대로 고정되고, 구두 밑바닥에 커

브가 있으며, 발에 잘 맞는다면 무지외반증을 그다지 유발하지 않는다고 한다. 이제 더는 하이힐 탓을 하지 않아도 될 것이다.

하지만 뒤축 부분이 지나치게 가는 하이힐만은 예외다. 이 구두는 능숙하게 신는 일 자체가 어려울 뿐 아니라 염좌 위험 등 스트레스가 측면 방향으로 크게 작용하므로 권하지 않는다.

정확하게는 뒤축의 높이가 5센티미터 이상을 하이힐, 3~5센티미터를 미들힐, 3센티미터 이하를 로힐이라고 부르는데, 이 중에서 미들힐까지가 건강에 해가 없다는 연구 결과도 있다.

나이와 상관없이 대부분 여성은 구두에 뒷굽이 어느 정도 있는 편이 낫다고 생각한다. 굽이 높으면 발뒤꿈치의 위치가 발가락 끝보다 높아지므로 아치 부분을 들어 올리게 된다. 그리고 넙치근이나 대둔근 같은 다리근육을 효율적으로 사용할 수 있어 자세에도 좋은 영향을 준다.

또한 굽이 있는 구두를 신고 걸으면 발가락 끝이 바닥을 강하게 밀어붙인다. 이는 발끝 센서(메카노리셉터)의 작용을 원활하게 하므로 걷기의 균형 능력을 키우는 데도 효과적이다.

동양에서는 너무 높은 뒷굽은 나쁜 것으로 취급하지만, 서양에서는 나이 들어서도 자기 발로 건강하게 걸을 수 있는 여성일수록 굽이 높은 구두를 오래 신어왔다는 데이터도 있다.

영국의 엘리자베스 황태후는 101세에도 하이힐을 신고 지팡이를 짚은 채로 경마를 관람하러 갔다고 한다. 유명인인 데다 삶 자체가 평범한 사람들과 너무 다르기는 하지만, 그녀를 통해 굽 높은 신발이 모두 발에 나쁜 것만은 아니라는 사실을 알 수 있다.

## 다양한 깔창을 활용하자

이상적인 신발은 신는 사람의 발 모양을 나무틀로 찍어 맞춤으로 제작한 것이다. 그러나 이런 신발을 갖추는 데는 비용과 시간이 많이 들기 때문에 현실적으로 쉽지 않다.

대부분 사람은 주문 제작한 신발이 아니라 대량 생산된 신발을 신는다. 그러므로 시판용 신발을 살 때는 가능한 한 사이즈나 폭을 정확히 측정해주고, 같은 사이즈라도 다섯 종류 이상 다양하게 구비해둔 가게에서 골라야 한다.

그리고 대량 생산된 신발을 자신의 발에 꼭 맞추기 위해서는 깔창을 이용하는 것도 좋다. 시판되는 신발과 발의 부적합을 조정할 때 상당히 도움이 된다.

맞지 않는 신발을 신어 무릎이 상한 사람들이 많아지자 정형외과에서도 깔창을 사용하도록 권하는 곳이 늘고 있다. 나도 맞는 신발이 없어서 조금만 걸어도 피로를 느낀다고 호소하는 환자에게 이학요법사 입장에서 깔창을 사용하라고 권한다. 깔창은 붙여도 불쾌하지 않고, 신발 안에서 발가락의 움직임을 방해하지 않는 것, 토브레이크 부분이 가볍고 생크 부분은 딱딱한 것, 소재도 한 가지가 아니라 다양한 것으로 만들어진 것을 선택해야 한다.

## '근육 만들기'에 도움이 되는 서 있는 자세와 걷는 방법

- 지금부터라도 자세와 걷는 방법을 재점검하자. 똑바로 서고 바르게 걷는 데 큰 도움이 된다.
- 오래 앉아 있거나 조금만 걸어도 피곤함을 느끼는 것은 근육이 부족하다는 증거다.
- 피곤함을 느끼지 않고 걸으려면 앞발은 뒤꿈치부터 확실히 붙이고, 뒷발은 엄지발가락으로 지면을 찬다.
- 중년 이후부터는 얼마나 많이 걷느냐보다 얼마나 올바른 자세로 걷느냐가 더 중요하다.
- 건강한 걷기를 위해 중심 이동이 편한 신발을 선택해야 한다.

Walk to be a hundred

**옮긴이 송소정**
대학에서 역사를 전공하고 왓슨와이어트 한국 지사에서 오랜 기간 근무했다. 이후 이화여자대학교 통번역
대학원 한일번역학과를 졸업했다. 오늘도 독자에게 소개하고 싶은 책을 열심히 찾아다닌다. 옮긴 책으로
『굳은 생각 깨부수기』가 있다.

**수천 명의 환자를 일으킨 재활치료사의 기적의 걷기수업**

# 나는 당신이 오래오래
# 걸었으면 좋겠습니다

**초판 1쇄 발행**  2018년 5월 18일
**초판 16쇄 발행**  2023년 6월 2일

**지은이**  다나카 나오키
**옮긴이**  송소정
**펴낸이**  김선준

**편집본부장** 서선행
**편집1팀** 임나리, 배윤주, 이주영   **디자인** 김혜림, 김세민
**마케팅팀** 권두리, 이진규, 신동빈
**홍보팀** 한보라, 이은정, 유채원, 유준상, 권회, 박지훈
**경영지원** 송현주, 권송이
**외주교정** 공순례

**펴낸곳**  (주)콘텐츠그룹 포레스트   **출판등록**  2021년 4월 16일 제 2021-000079호
**주소**  서울시 영등포구 여의대로 108 파크원타워1 28층
**전화**  02) 332-5855   **팩스**  070) 4170-4865
**홈페이지**  www.forestbooks.co.kr
**종이**  (주)월드페이퍼   **출력·인쇄·후가공·제본**  한영문화사

**ISBN**  979-11-962731-8-7 (03510)

· 책값은 뒤표지에 있습니다.
· 파본은 구입하신 서점에서 교환해드립니다.
· 이 책은 저작권법에 의하여 보호를 받는 저작물이므로 무단 전재와 복제를 금합니다.
· 이 도서의 국립중앙도서관 출판시도서목록(CIP)은 서지정보유통지원시스템 홈페이지(http://seoji.nl.go.
  kr)와 국가자료공동목록시스템(http://www.nl.go.kr/kolisnet)에서 이용하실 수 있습니다.
  (CIP제어번호: CIP2018013481)

㈜콘텐츠그룹 포레스트는 독자 여러분의 책에 관한 아이디어와 원고 투고를 기다리고 있습니다. 책 출간을 원하시
는 분은 이메일 writer@forestbooks.co.kr로 간단한 개요와 취지, 연락처 등을 보내주세요. '독자의 꿈이 이뤄지
는 숲, 포레스트'에서 작가의 꿈을 이루세요.